Décoder les hormones masculines : Un guide complet pour comprendre votre corps

Les acteurs clés qui présentent les principales hormones masculines

La symphonie de votre corps est orchestrée par une série de messagers chimiques appelés hormones. Ces minuscules molécules, telles des maestros dirigeant un orchestre, contrôlent une vaste gamme de fonctions corporelles, influençant tout, de votre niveau d'énergie et de votre masse musculaire à votre humeur, votre sommeil et même votre libido.

Parmi les acteurs clés de cette symphonie hormonale, La testostérone règne en maître en tant qu'hormone sexuelle masculine, souvent appelée le "roi des hormones". Sa présence est une caractéristique déterminante de la masculinité, façonnant le développement physique d'un homme et contribuant de manière significative à sa santé et à son bien-être général. La testostérone alimente la croissance musculaire,
la densité osseuse, et un sens de l'énergie robuste, influençant ainsi la croissance de la population.
la vitalité et la force de l'homme. Elle joue également un rôle essentiel dans la libido, la fonction sexuelle et le développement des caractéristiques sexuelles secondaires, telles que la pilosité faciale et une voix plus grave.

Cependant, l'orchestre hormonal n'est pas l'apanage d'un seul homme. L'œstrogène, une hormone souvent associée aux femmes, joue aussi un rôle étonnamment vital dans la santé des hommes. Bien qu'il soit souvent éclipsé par son homologue, la testostérone, l'œstrogène
exerce sa propre influence sur divers aspects du bien-être de l'homme. Elle contribue à la densité osseuse, protégeant ainsi des fractures, et joue un rôle clé dans la santé cardiaque, en aidant à réguler la tension artérielle et le taux de cholestérol.

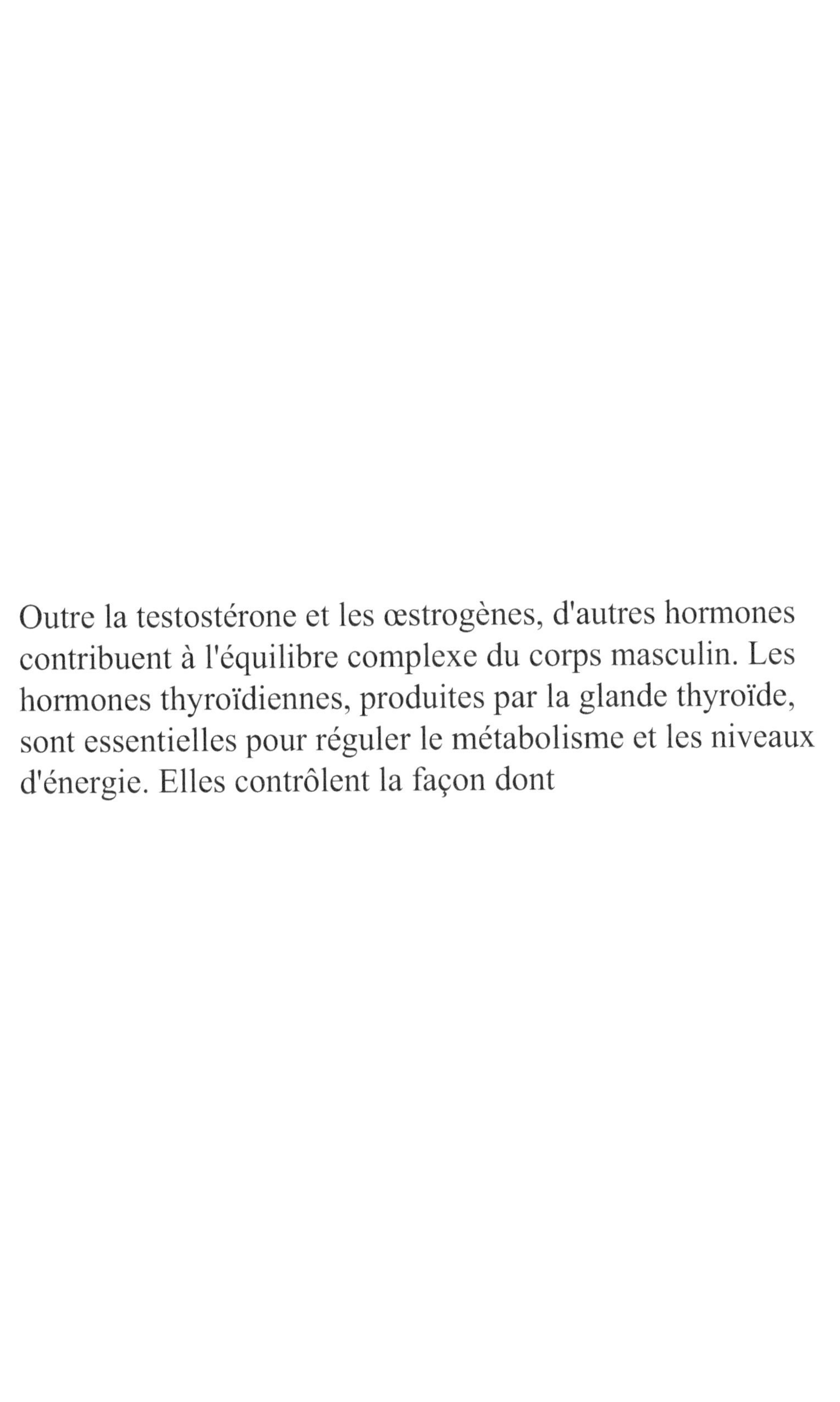

Outre la testostérone et les œstrogènes, d'autres hormones contribuent à l'équilibre complexe du corps masculin. Les hormones thyroïdiennes, produites par la glande thyroïde, sont essentielles pour réguler le métabolisme et les niveaux d'énergie. Elles contrôlent la façon dont

La thyroïde utilise efficacement l'énergie de votre corps et influence votre poids, votre température et votre niveau d'énergie général. Une thyroïde équilibrée est essentielle pour maintenir une vie dynamique et énergique.

Le cortisol, souvent appelé "hormone du stress", joue un rôle crucial dans la réponse de l'organisme au stress. Alors que de brèves poussées de
Le cortisol peut être bénéfique, mais le stress chronique peut conduire à des niveaux élevés de cortisol, ce qui peut avoir un impact négatif sur la santé.
divers aspects de la santé, y compris les niveaux d'énergie, le sommeil et l'humeur.

L'hormone de croissance, comme son nom l'indique, est essentielle à la croissance et au développement, en particulier pendant l'enfance. Elle joue également un rôle dans le maintien de la masse musculaire et de la densité osseuse,
contribuer à la santé globale et au bien-être tout au long de la vie.

L'insuline, produite par le pancréas, régule la glycémie et joue un rôle clé dans le métabolisme énergétique. L'insuline
La résistance à l'insuline, une condition dans laquelle les cellules deviennent moins réactives à l'insuline, est liée à divers problèmes de santé, notamment la prise de poids, le diabète et les maladies cardiovasculaires.

Ce ne sont là que quelques-uns des acteurs clés de l'orchestre hormonal, et chacun joue un rôle essentiel dans le maintien de votre santé et de votre bien-être en général. Il est essentiel de comprendre l'interaction complexe de ces hormones pour prendre des décisions éclairées concernant votre santé, en particulier lorsque vous traversez les différentes étapes de la vie.

La symphonie hormonale est un processus complexe et dynamique, influencé par une multitude de facteurs, notamment la génétique, le mode de vie et les influences

environnementales. En comprenant
En connaissant les rôles des principaux acteurs de cet
orchestre et les facteurs qui influencent leur performance,
vous pouvez jouer un rôle actif dans l'optimisation de votre
santé hormonale et dans la réalisation d'une vie dynamique et
épanouie.

L'axe hormonal La communication entre le cerveau et les glandes

Imaginez votre corps comme un orchestre en pleine effervescence, où différents instruments - les hormones - jouent en parfaite harmonie, créant une symphonie de santé et de vitalité. Ces hormones, messagers chimiques produits par diverses glandes, circulent dans tout l'organisme et influencent un large éventail de fonctions, de la formation des muscles à la régulation de l'humeur. Mais comment cette symphonie complexe d'hormones est-elle orchestrée ? La réponse se trouve dans l'**axe hormonal,** un réseau de communication complexe qui garantit que votre système endocrinien fonctionne en parfaite synchronisation.

Au cœur de ce réseau se trouve votre cerveau, le chef d'orchestre hormonal. Il envoie des signaux par l'intermédiaire de l'**hypophyse,** une petite mais puissante glande nichée à la base du cerveau. L'hypophyse joue le rôle de maestro, orchestrant la libération d'hormones par d'autres glandes de l'organisme, notamment la thyroïde, les glandes surrénales et les gonades. Ces glandes répondent aux signaux de l'hypophyse en produisant et en libérant leurs propres hormones dans la circulation sanguine, où elles se dirigent vers les tissus et les organes cibles, dont elles influencent les fonctions.

Pensez-y comme suit : Votre cerveau, le chef d'orchestre, reçoit des informations de diverses sources - vos pensées, vos émotions et même des signaux externes comme la lumière et la température. Il envoie ensuite des signaux à l'hypophyse, le maestro, qui à son tour demande aux autres glandes, les musiciens, de jouer leur rôle.

L'axe hypothalamus-hypophyse-gonade :

L'un des axes hormonaux les plus critiques pour la santé des hommes est le suivant
l'axe hypothalamus-hypophyse-gonade (HPG). Cet axe régule la production et la libération de testostérone, la principale hormone sexuelle masculine.

Voyons cela en détail :

1. **L'hypothalamus :** Situé dans le cerveau, l'hypothalamus L'hypothalamus est le chef d'orchestre de l'axe HPG. Il détecte les besoins hormonaux de l'organisme et libère une hormone appelée
l'hormone de libération des gonadotrophines (GnRH). La GnRH agit comme un signal pour l'hypophyse.

2. **L'hypophyse :** Maître d'œuvre de l'axe HPG, l'hypophyse reçoit le signal GnRH de l'hypothalamus. En réponse, elle libère deux hormones clés : l'**hormone lutéinisante (LH)** et l'**hormone folliculo-stimulante (FSS).**
(FSH). Ces hormones circulent dans le sang jusqu'aux testicules, les musiciens dans ce scénario.

3. **Les testicules :** Les testicules, les gonades masculines, répondent aux signaux de la LH et de la FSH. La LH stimule la production de testostérone, tandis que la FSH favorise la production de spermatozoïdes.
La testostérone circule ensuite dans tout l'organisme, influençant un large éventail de fonctions, de la croissance musculaire et de la densité osseuse à l'humeur et à la santé sexuelle.

La boucle de rétroaction :

L'axe HPG fonctionne selon une **boucle de rétroaction négative**, un système d'autorégulation qui assure des niveaux hormonaux optimaux.
Voici comment cela fonctionne :

- Lorsque le taux de testostérone augmente, il envoie un signal à l'hypothalamus et à l'hypophyse, ce qui réduit la libération de l'hormone de croissance.

GnRH, LH et FSH. Cela ralentit la production de
testostérone, empêchant les niveaux de devenir trop élevés.
- Inversement, lorsque les niveaux de testostérone diminuent, les
L'hypothalamus et l'hypophyse augmentent la libération de
GnRH, LH et FSH, ce qui stimule la production de
testostérone par les testicules.

Cette boucle de rétroaction garantit que les niveaux de
testostérone restent dans une fourchette saine, ce qui permet
de maintenir une santé et un bien-être optimaux.

L'influence des facteurs externes :

Bien que l'axe HPG soit un système étroitement régulé, il
peut être influencé par des facteurs externes, tels que le
stress, la nutrition, l'exercice et les toxines
environnementales. Ces facteurs peuvent perturber
l'équilibre délicat de l'axe hormonal, entraînant
des déséquilibres hormonaux et des effets potentiels sur la santé.

Par exemple, le stress chronique peut augmenter les niveaux
de cortisol, ce qui peut supprimer la production de
testostérone. Une alimentation riche en aliments transformés
et en graisses malsaines peut également perturber l'équilibre
hormonal, en contribuant à la résistance à l'insuline et à
l'augmentation des niveaux d'œstrogènes. En revanche, une
activité physique régulière
L'exercice physique et une alimentation saine peuvent
favoriser la production de testostérone et optimiser la santé
hormonale.

L'importance de comprendre l'axe hormonal :

Il est essentiel de comprendre le réseau de communication
complexe de l'axe hormonal pour maintenir une santé
optimale. En apprenant comment le cerveau, l'hypophyse et
les autres glandes endocrines interagissent, vous pouvez
faire des choix éclairés concernant votre mode de vie, votre
alimentation et vos habitudes en matière d'exercice physique

afin de soutenir l'axe hormonal.
l'équilibre et le bien-être général.

Ces connaissances vous permettent de prendre votre santé en main et de prendre des décisions éclairées au sujet de votre corps et de sa symphonie complexe d'hormones. Dans les chapitres qui suivent, nous approfondirons les rôles spécifiques d'hormones clés comme la testostérone et l'œstrogène, nous explorerons l'impact du vieillissement sur l'équilibre hormonal et nous fournirons des stratégies pratiques pour optimiser votre santé hormonale tout au long de votre vie.

Le rythme de la vie Comment les hormones fluctuent tout au long de la journée

L'empreinte hormonale Des profils hormonaux uniques pour chaque homme

Le profil hormonal de chaque homme est aussi unique que son empreinte digitale. Ce mélange complexe d'hormones est façonné par une interaction complexe entre la génétique, les choix de mode de vie et les facteurs environnementaux. Tout comme la mélodie d'une symphonie naît de la L'harmonie hormonale de chaque homme est le résultat de ces diverses influences. Pensez à votre corps comme à un orchestre finement réglé, chaque hormone jouant un rôle vital dans l'orchestration des différentes fonctions corporelles.

Imaginez deux hommes, tous deux âgés d'une trentaine d'années, confrontés à des défis similaires dans leur vie. L'un est un cadre supérieur très occupé, jonglant avec des horaires de travail exigeants et des responsabilités familiales, qui se tourne souvent vers des en-cas sucrés et s'en remet à la caféine pour rester alerte. L'autre est une athlète dévouée, qui donne la priorité à une alimentation saine, à un exercice physique régulier et à un sommeil suffisant. Leurs modes de vie, bien que différents, contribuent tous deux à leurs profils hormonaux uniques. Le cadre supérieur, avec son mode de vie très stressant et ses mauvais choix alimentaires, peut connaître des déséquilibres dans des hormones comme le cortisol et la testostérone. À l'inverse, le sportif, avec son
Un mode de vie actif et des habitudes saines peuvent maintenir des niveaux d'hormones plus équilibrés, ce qui peut entraîner une augmentation de la production de testostérone et d'hormones de croissance.

Ce concept souligne l'importance de comprendre sa propre empreinte hormonale. Il souligne le fait qu'une approche unique de la santé et du bien-être est rarement efficace. Ce qui fonctionne pour un homme peut ne pas fonctionner pour un autre. Tout comme un chef d'orchestre sélectionne soigneusement les instruments pour obtenir le son désiré, une approche personnalisée de la santé exige de comprendre les composantes individuelles de votre orchestre hormonal.

L'impact de la génétique sur les profils hormonaux est indéniable. Les antécédents familiaux peuvent vous prédisposer à certaines affections liées aux hormones, telles qu'un faible taux de testostérone ou des troubles de la thyroïde. Comprendre les antécédents médicaux de votre famille peut
fournissent des informations précieuses sur les déséquilibres hormonaux potentiels et orientent les mesures préventives personnalisées.

Le mode de vie, chef d'orchestre, joue un rôle crucial dans l'harmonie hormonale. Une activité physique régulière, une alimentation équilibrée et un sommeil suffisant peuvent contribuer à maintenir des niveaux hormonaux optimaux. À l'inverse, des facteurs tels que le stress chronique, le manque de sommeil et les mauvais choix alimentaires peuvent déséquilibrer votre équilibre hormonal.

Imaginez votre corps comme une symphonie complexe, avec chaque
L'hormone de croissance joue un rôle essentiel dans l'orchestration de diverses fonctions corporelles. Votre génétique fournit les instruments, votre
le mode de vie est le chef d'orchestre, et votre environnement contribue à la scène et au public. L'interaction de ces facteurs crée votre empreinte hormonale unique, qui détermine votre santé et votre bien-être en général.

Si l'influence de la génétique est indéniable, les choix de vie jouent un rôle essentiel dans le façonnement de votre paysage hormonal. Tout comme un chef d'orchestre, vos habitudes et vos décisions quotidiennes influencent la symphonie de vos hormones.
des hormones dans votre corps.

Le pouvoir des choix de vie

Voici un aperçu de l'impact que peuvent avoir certains choix de mode de vie sur les différentes hormones :

L'exercice : Une activité physique régulière, en particulier l'entraînement à la résistance, peut stimuler la production de testostérone, augmentant ainsi le taux d'activité de l'organisme.

la masse musculaire, la force et les niveaux d'énergie. À l'inverse, un mode de vie sédentaire peut entraîner une baisse de la testostérone et une hausse du taux de cortisol, ce qui contribue à la fatigue, à la prise de poids et à l'augmentation du risque de maladies chroniques.

L'alimentation : Une alimentation équilibrée, riche en protéines maigres, en graisses saines et en légumes riches en nutriments, peut favoriser une production hormonale optimale. À l'inverse, une consommation excessive d'aliments transformés, de sucre et de graisses malsaines peut perturber l'équilibre hormonal, entraînant une résistance à l'insuline, une inflammation et d'autres problèmes de santé.

Le sommeil : Un sommeil suffisant est essentiel pour la régulation et la réparation hormonales. Pendant le sommeil profond, l'organisme produit l'hormone de croissance, essentielle à la croissance musculaire, à la réparation des tissus et au bien-être général. Le manque chronique de sommeil peut perturber la production d'hormones essentielles, entraînant fatigue, sautes d'humeur et altération des fonctions cognitives.

Le stress : Le stress chronique peut augmenter le taux de cortisol, une hormone qui aide initialement l'organisme à faire face aux situations difficiles. Cependant, une exposition prolongée à un taux élevé de cortisol
peuvent perturber l'équilibre hormonal, entraînant une prise de poids, de la fatigue, une altération de la fonction immunitaire et un risque accru de cancer du sein.
les maladies chroniques.

En faisant des choix conscients concernant votre mode de vie, vous pouvez agir comme le chef d'orchestre de votre corps, en guidant votre système hormonal.
L'objectif est d'aider l'organisme à atteindre une performance plus équilibrée et plus harmonieuse. Il ne s'agit pas d'atteindre un équilibre parfait, mais plutôt de comprendre la relation complexe entre votre mode de vie et vos hormones.

L'influence de l'environnement

Notre environnement joue également un rôle subtil mais significatif dans la formation de nos profils hormonaux. Imaginez la scène où se produit votre orchestre hormonal. L'environnement constitue la toile de fond, influençant la performance d'une manière qui peut ne pas être immédiatement apparente.

Les œstrogènes environnementaux : Ces produits chimiques, souvent présents dans les plastiques, les pesticides et d'autres contaminants environnementaux, peuvent imiter les effets des œstrogènes dans l'organisme, ce qui peut perturber l'équilibre hormonal et contribuer à la santé.
des problèmes tels que les problèmes de prostate et de fertilité.

La pollution : L'exposition à la pollution atmosphérique et à d'autres toxines environnementales peut contribuer au stress oxydatif et à l'inflammation, ce qui peut perturber la production et le fonctionnement des hormones.

Exposition à la lumière : La lumière artificielle, en particulier la lumière bleue émise par les écrans, peut perturber votre rythme circadien, en interférant avec la production naturelle de mélatonine, une hormone de croissance.
qui régule le sommeil et l'humeur.

Liens sociaux : L'isolement social et le manque de soutien social peuvent déclencher des hormones de stress comme le cortisol, ce qui a un impact négatif sur l'équilibre hormonal et le bien-être général.

Le fait d'être attentif à son environnement et de faire des efforts conscients pour minimiser l'exposition aux facteurs de stress environnementaux peut contribuer à protéger l'équilibre hormonal.

Accueillir votre empreinte hormonale unique

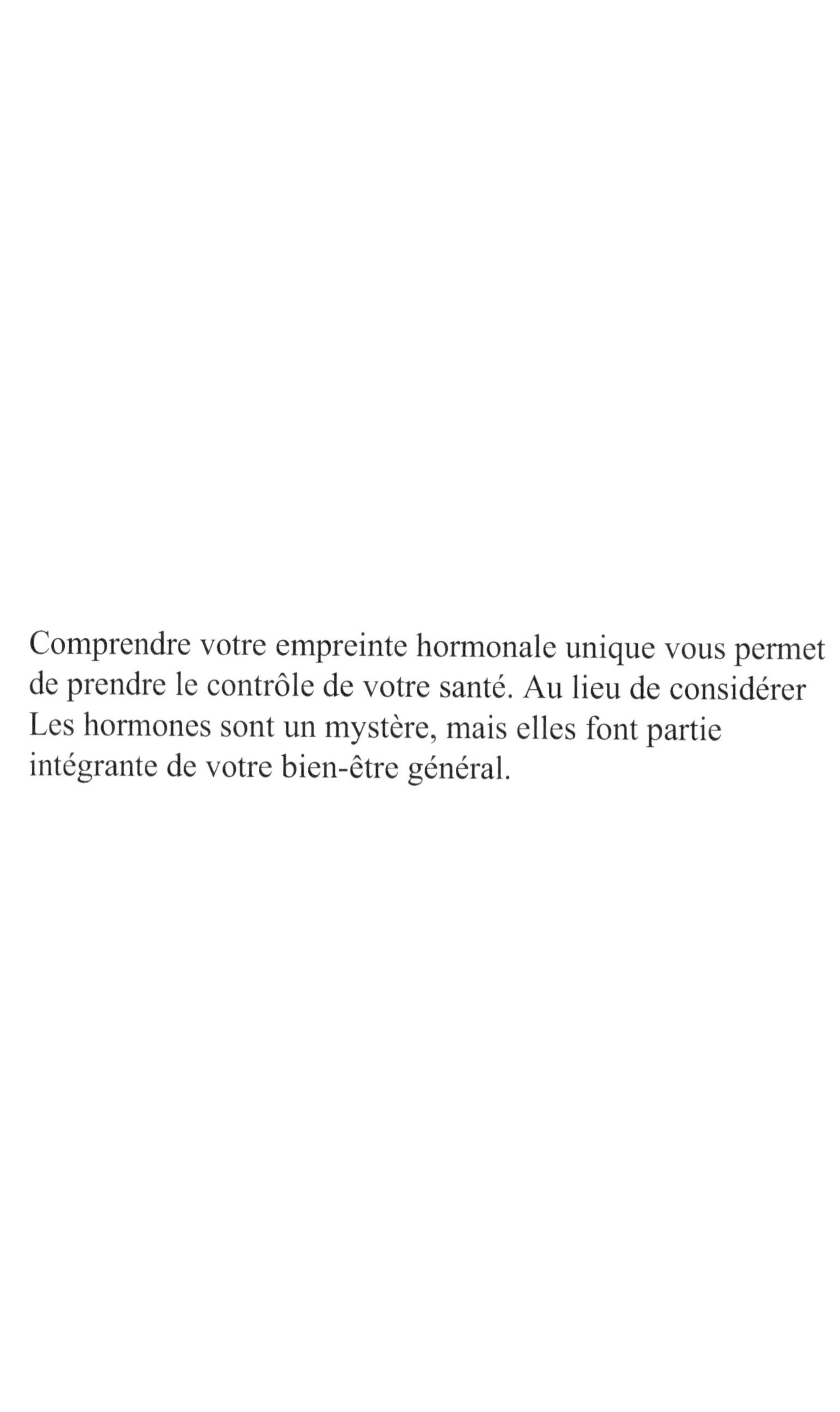

Comprendre votre empreinte hormonale unique vous permet de prendre le contrôle de votre santé. Au lieu de considérer Les hormones sont un mystère, mais elles font partie intégrante de votre bien-être général.

Voici comment tirer parti de ces connaissances pour mener une vie plus saine :

Demandez l'avis d'un professionnel : Consultez votre médecin ou un endocrinologue spécialisé dans la santé masculine pour obtenir des informations personnalisées sur votre profil hormonal. Des examens réguliers et des analyses de sang peuvent aider à surveiller les niveaux d'hormones et à identifier tout déséquilibre potentiel.

Suivez votre santé : Tenez un journal pour surveiller vos niveaux d'énergie, votre humeur, la qualité de votre sommeil et d'autres indicateurs de santé. Cela peut vous aider à identifier des schémas et à repérer d'éventuelles fluctuations hormonales.

Adoptez un mode de vie favorisant l'harmonie hormonale : Donnez la priorité à une alimentation saine, à une activité physique régulière, à un sommeil adéquat et à des techniques de gestion du stress afin d'optimiser votre équilibre hormonal.

Faire des choix éclairés : Soyez conscient des facteurs de stress environnementaux potentiels et prenez des mesures pour minimiser l'exposition.
Choisissez des produits sans danger pour les hormones, évitez l'exposition excessive à la lumière artificielle et cultivez des liens sociaux solides.

En comprenant votre empreinte hormonale unique et en prenant des mesures proactives pour soutenir votre équilibre hormonal, vous pouvez orchestrer une symphonie de santé et de bien-être. C'est
Il est temps de devenir votre propre défenseur de la santé et de vous donner les moyens de vivre une vie plus saine et plus épanouissante.

Le spectre hormonal Comprendre les niveaux normaux et anormaux

Le corps de chaque homme est une symphonie complexe, orchestrée par un équilibre délicat d'hormones. Ces messagers chimiques jouent un rôle essentiel dans la régulation de tout ce qui touche à la masse musculaire, aux niveaux d'énergie, à l'humeur, au sommeil et à la santé sexuelle. Bien que tous les hommes partagent la même distribution d'acteurs hormonaux, les
La composition spécifique et le rythme de cette symphonie varient considérablement.

Cette empreinte hormonale unique est influencée par une multitude de facteurs, y compris la génétique, le mode de vie et l'environnement.
les expositions environnementales. C'est comme si vous aviez une bande sonore personnalisée pour votre vie, qui s'adapte constamment aux exigences de vos activités quotidiennes et au passage du temps.

Il est essentiel de comprendre cet orchestre hormonal pour naviguer dans les hauts et les bas de la vie, depuis les poussées d'énergie de la jeunesse jusqu'aux changements hormonaux de la quarantaine. Plus nous
Plus nous connaissons ces processus complexes, plus nous sommes en mesure de prendre des décisions éclairées concernant notre santé et notre bien-être.

En nous lançant dans cette exploration, nous découvrirons la
Les mystères des niveaux d'hormones, à la fois dans leur plage normale et lorsqu'ils se situent en dehors du spectre attendu. Il est essentiel de comprendre que la "normalité" n'est pas un point fixe mais un spectre, une gamme dynamique qui varie d'un individu à l'autre et tout au long de la vie. Tout comme nos goûts musicaux évoluent, nos profils hormonaux subissent également des changements,

dictés par notre âge, notre santé et notre mode de vie.

Pensez-y comme à un diapason, dont la hauteur idéale représente l'équilibre optimal pour notre corps. Lorsque notre Si les hormones se situent en dehors de cette plage optimale, c'est comme si nous jouions une note légèrement fausse, ce qui entraîne des changements subtils, voire parfois importants, dans la façon dont nous nous sentons et fonctionnons.

Les déséquilibres hormonaux peuvent être dus à différents facteurs, notamment

L'âge : le passage du temps modifie naturellement notre symphonie hormonale. Par exemple, les niveaux de testostérone diminuent généralement avec l'âge, ce qui entraîne des changements au niveau de l'énergie, de la masse musculaire et de la fonction sexuelle.

Le mode de vie : Nos habitudes quotidiennes, y compris l'alimentation, l'exercice, le niveau de stress et les habitudes de sommeil, influencent considérablement notre équilibre hormonal.

Expositions environnementales : Des pesticides aux polluants, diverses substances présentes dans notre environnement peuvent perturber le système immunitaire. La symphonie hormonale est délicate, ce qui entraîne des déséquilibres et des problèmes de santé potentiels.

Conditions médicales : Certaines conditions médicales, telles que les troubles de la thyroïde, le diabète ou l'obésité, peuvent affecter la production et le fonctionnement des hormones.

Bien que ces déséquilibres puissent être une source d'inquiétude, il est important de se rappeler qu'il existe un spectre de normalité. Chaque homme connaît des fluctuations hormonales, et tout écart par rapport à la fourchette "idéale" n'est pas forcément inquiétant. Cependant, la compréhension des causes potentielles des déséquilibres et des symptômes qu'ils peuvent déclencher nous permet de prendre les mesures suivantes
des mesures proactives pour maintenir une santé hormonale

optimale.

Cette connaissance est comme une partition musicale qui nous guide vers
harmoniser nos choix de vie avec les besoins de l'orchestre chimique de notre corps. Nous pouvons apprendre à reconnaître les indices subtils

qui indiquent un besoin d'ajustement, qu'il s'agisse d'intégrer plus de mouvement dans notre routine quotidienne, de faire des choix alimentaires réfléchis ou de rechercher des conseils professionnels si nécessaire.

Tout au long de ce livre, nous approfondirons les spécificités de chacune des principales hormones, en explorant leurs rôles uniques, les facteurs qui influencent leurs niveaux et les implications potentielles des déséquilibres. Nous nous doterons également de stratégies pratiques pour optimiser notre santé hormonale, en adoptant une approche holistique qui tient compte des influences internes et externes.

Ensemble, nous découvrirons le pouvoir de prendre en charge notre symphonie hormonale, d'accorder notre corps pour une vie plus saine et plus vibrante, et d'écrire un nouveau chapitre de l'histoire de notre bien-être.

Le roi des hormones Comprendre les rôles vitaux des testostérones

Le déclin lié à l'âge Comment les niveaux de testostérone changent avec le temps

L'impact sur la santé Comment un faible taux de testostérone affecte votre bien-être

Moyens naturels d'augmenter la testostérone Stratégies de style de vie pour la santé hormonale

La clé pour augmenter naturellement les niveaux de testostérone réside dans l'adoption d'une approche holistique qui tient compte des facteurs liés au mode de vie, à la nutrition et à la gestion du stress. C'est comme régler un orchestre - chaque élément joue un rôle essentiel dans la création d'une symphonie harmonieuse de la santé hormonale.

Commençons par la base : l'**exercice**. L'activité physique régulière, en particulier l'entraînement à la résistance, est un outil puissant pour stimuler la testostérone. Considérez vos muscles comme un orchestre symphonique : soulevez des poids, faites des exercices au poids du corps ou pratiquez un entraînement par intervalles de haute intensité (HIIT). stimule la production de testostérone par l'organisme. Cette L'augmentation de la testostérone stimule la croissance musculaire, renforce les os et améliore même l'humeur.

Parlons maintenant du carburant de cet orchestre : la **nutrition**. Une alimentation équilibrée, riche en protéines maigres, en graisses saines et en glucides complexes, fournit à votre organisme les éléments dont il a besoin pour se développer. C'est un peu comme si vous fournissiez à votre corps les avec les meilleures cordes et anches. Les protéines sont essentielles à la réparation et à la croissance des muscles, tandis que les graisses saines, comme celles que l'on trouve dans les avocats et les noix, favorisent la production d'hormones. Les glucides complexes, comme ceux contenus dans les céréales complètes et les légumes, fournissent une énergie durable pour vos entraînements et votre bien-être général.

Le chef d'orchestre - le **sommeil** - joue un rôle crucial dans la réussite de l'orchestre. Un sommeil suffisant et de qualité est essentiel pour réguler la production d'hormones, dont la testostérone.

Pendant le sommeil, votre corps répare et reconstruit les tissus, et vos hormones trouvent leur rythme. Un sommeil régulier un environnement de sommeil confortable et la limitation du temps passé devant un écran avant le coucher peuvent contribuer à améliorer la qualité du sommeil.

Abordons maintenant la question de la pression exercée sur l'orchestre : le **stress**. Le stress chronique peut perturber l'équilibre hormonal, en supprimant la testostérone et en augmentant le cortisol, l'hormone du stress.
l'hormone. Les techniques de gestion du stress, telles que la méditation, le yoga, les exercices de respiration profonde et le temps passé dans la nature, contribuent à créer un environnement plus calme pour que votre corps se développe.
N'oubliez pas que réduire le stress revient à donner au chef d'orchestre la possibilité de diriger l'orchestre avec grâce et précision.

Voici quelques conseils pratiques pour intégrer ces stratégies dans votre vie quotidienne :

Exercice :

Essayez de faire au moins 30 minutes d'exercice d'intensité modérée la plupart des jours de la semaine. Il peut s'agir de marche rapide, de jogging, de vélo, de natation ou de danse.
Incorporez des exercices de résistance au moins deux fois par semaine. Il peut s'agir de soulever des poids, d'utiliser des bandes de résistance ou de faire des exercices au poids du corps.
Privilégiez les exercices composés : Ces mouvements sollicitent plusieurs groupes musculaires simultanément, ce qui favorise l'augmentation de la testostérone. Il s'agit par exemple des squats, des soulevés de terre, des pompes et des tractions.
Pensez à l'entraînement par intervalles à haute intensité (HIIT) : Ce type d'exercice alterne de courtes périodes d'activité intense et des périodes de repos ou d'activité de faible intensité. Le HIIT s'est avéré particulièrement

efficace pour stimuler l'activité physique.
les niveaux de testostérone.

La nutrition :

Privilégiez les sources de protéines maigres : Le blanc de poulet, le poisson, le tofu, les haricots et les lentilles en sont des exemples.

Incorporez des graisses saines dans votre alimentation : Les bonnes sources
comprennent les avocats, les noix, les graines, l'huile d'olive et les poissons gras comme le saumon et le thon.

Préférez les glucides complexes aux sucres simples : Optez pour les céréales complètes, les fruits, les légumes et les légumineuses.

Limitez les aliments transformés, les boissons sucrées et les mauvaises graisses : Ils contribuent à l'inflammation et peuvent perturber l'équilibre hormonal.

Gestion du stress :

Pratiquez des techniques de pleine conscience : La méditation, les exercices de respiration profonde ou le simple fait de prendre quelques instants pour se concentrer sur sa respiration peuvent contribuer à réduire le stress.

Participez à des activités qui vous plaisent : Il peut s'agir de passer du temps dans la nature, d'écouter de la musique, de lire ou de s'adonner à un passe-temps.

Accordez la priorité à la relaxation : Prenez chaque jour le temps de vous détendre et de vous déstresser, que ce soit en prenant un bain, en lisant un livre ou simplement en écoutant de la musique apaisante.

Demandez l'aide d'un professionnel si nécessaire : Si vous êtes aux prises avec un stress chronique, un thérapeute ou un conseiller peut vous fournir des outils et des stratégies pour le gérer.

Optimisation du sommeil :

Établissez un horaire de sommeil régulier : Se coucher et se réveiller à peu près à la même heure chaque jour, même le week-end.

Créez un environnement propice au sommeil : Veillez à ce que votre chambre à coucher soit sombre, calme et fraîche.

Limitez le temps passé devant un écran avant de vous coucher : La lumière bleue émise par les écrans peut interférer avec la production de mélatonine, qui régule le sommeil.

Évitez la caféine et l'alcool avant de vous coucher : Ces
substances peuvent perturber les habitudes de sommeil.

En modifiant votre mode de vie, vous pouvez créer une
Il s'agit d'un environnement favorable qui permet à
l'organisme de stimuler naturellement la production de
testostérone. C'est comme si vous donniez à votre système
hormonal
orchestra les meilleurs instruments, le meilleur chef
d'orchestre et le meilleur public - préparant le terrain pour
une performance qui améliorera votre énergie, votre humeur
et votre bien-être général.
N'oubliez pas qu'il s'agit d'un parcours, pas d'un sprint, et
que chaque petit pas que vous faites vers un mode de vie
plus sain contribue à une symphonie d'harmonie hormonale.

Quand une intervention médicale est nécessaire Comprendre le traitement de substitution à la testostérone

Lorsqu'il s'agit de gérer un faible taux de testostérone, la question d'une intervention médicale se pose souvent. Dans le domaine de la santé masculine, la thérapie de remplacement de la testostérone (TRT) est apparue comme une solution potentielle, offrant la promesse de restaurer la vigueur de la jeunesse et de traiter les symptômes associés à un faible taux de testostérone. Toutefois, le TRT n'est pas une solution universelle et son utilisation nécessite une réflexion approfondie et une compréhension nuancée de ses avantages, de ses risques et de ses applications appropriées.

Imaginez un homme d'une quarantaine d'années, David, qui se sent de plus en plus fatigué, qui manque de motivation et qui lutte contre une baisse de la libido. Il a également remarqué une diminution de sa masse musculaire et de sa force, ce qui l'a empêché de pratiquer ses sports préférés. Après avoir consulté son médecin, David apprend qu'il a un faible taux de testostérone, et le TRT lui est présenté comme une option de traitement possible.

Le TRT consiste à compléter l'organisme avec de la testostérone synthétique afin d'en augmenter le taux. Cela se fait souvent par le biais de différentes méthodes d'administration, telles que les injections, les patchs, les gels ou les médicaments oraux. L'objectif est d'élever le taux de testostérone dans la fourchette normale, afin de soulager les symptômes et d'améliorer le bien-être général. Pour David, la perspective d'une thérapie thérapeutique est séduisante, car elle lui offre la possibilité de retrouver son énergie, d'améliorer son humeur et de stimuler sa fonction sexuelle.

Toutefois, avant d'entreprendre une TRT, il est essentiel de procéder à une évaluation approfondie et de comprendre ses avantages et ses risques potentiels. La TRT peut être efficace pour gérer les symptômes de

Les effets secondaires d'un faible taux de testostérone, tels que la fatigue, la baisse de la libido et la réduction de la masse musculaire. Il a également été démontré qu'il améliore la densité osseuse et la santé cardiovasculaire chez certains hommes. Pour David, les avantages potentiels de la TRT correspondent à ses préoccupations et à son désir d'améliorer son état de santé général et sa qualité de vie.

Cependant, le TRT n'est pas dénué de risques et d'effets secondaires potentiels. Il est important de noter que le TRT n'est pas une solution miracle pour tous les hommes souffrant d'un faible taux de testostérone. Certains hommes peuvent ressentir des effets secondaires, tels que l'acné, les sautes d'humeur, l'hypertrophie de la prostate ou les troubles du sommeil. En outre, certains s'inquiètent des effets potentiels à long terme, notamment un risque accru de maladies cardiovasculaires, d'accidents vasculaires cérébraux et de certains cancers. Ces risques doivent être soigneusement évalués par rapport aux avantages potentiels, et une discussion approfondie avec un professionnel de la santé est essentielle pour déterminer si le TRT est le bon choix.

La décision d'utiliser une TRT doit être prise en consultation avec un professionnel de santé qualifié. Une évaluation complète des antécédents médicaux individuels, des facteurs liés au mode de vie et des tests de laboratoire est essentielle pour déterminer si le TRT est approprié et pour personnaliser le plan de traitement. Le suivi des taux de testostérone et l'évaluation de la réponse du patient au traitement sont essentiels pour garantir la sécurité et l'efficacité.

Le TRT est généralement réservé aux hommes dont le taux de testostérone est bas et qui présentent des symptômes ayant un impact significatif sur leur qualité de vie. Il est important d'explorer d'autres voies, telles que les modifications du mode de vie et les remèdes naturels, avant d'envisager une thérapie thérapeutique. Souvent, des changements positifs dans l'alimentation, l'exercice physique et les habitudes de sommeil peuvent augmenter naturellement les niveaux de testostérone et remédier à de nombreux symptômes associés à un faible taux de testostérone.

Dans le cas de David, son médecin a examiné attentivement ses antécédents médicaux, les facteurs liés à son mode de vie et les résultats des analyses de laboratoire avant de recommander un traitement hormonal substitutif. Après une discussion approfondie, ils ont décidé de mettre en place un plan de traitement personnalisé, impliquant un suivi et des ajustements réguliers afin de garantir la sécurité et l'efficacité du traitement.

L'utilisation d'un TRT est une décision complexe et individuelle, qui nécessite un examen attentif des avantages et des risques potentiels. Une communication ouverte avec un professionnel de la santé est essentielle pour garantir l'approche thérapeutique la plus sûre et la plus efficace. Le TRT peut être une option viable pour les hommes dont les niveaux de testostérone sont faibles et qui ont exploré d'autres possibilités d'amélioration. Cependant, il est important de se rappeler que le TRT n'est pas une panacée et que son utilisation nécessite un suivi attentif et un engagement en faveur d'un mode de vie sain.

Si le TRT peut permettre de restaurer la vitalité et de relever les défis d'un faible taux de testostérone, il est essentiel de l'aborder dans une perspective équilibrée. L'adoption d'une approche holistique de la santé, comprenant des modifications du mode de vie, l'optimisation de la nutrition, la gestion du stress et l'exercice physique régulier, peut souvent compléter et améliorer l'efficacité de la TRT.

Le chemin vers une santé hormonale optimale est un chemin personnel. Demander conseil à un professionnel de santé qualifié, comprendre les complexités du TRT et adopter une approche proactive du bien-être sont des étapes essentielles dans ce cheminement. En prenant des décisions éclairées et en assumant la responsabilité de notre santé, nous pouvons nous donner les moyens de vivre une vie plus pleine et plus dynamique, indépendamment de l'âge ou des changements hormonaux.

L'influence des œstrogènes sur les hommes au-delà de la reproduction

Les œstrogènes, souvent associés uniquement à la santé reproductive des femmes, jouent un rôle étonnamment critique dans le maintien d'une bonne santé.
le bien-être physique et mental de l'homme. Alors que la testostérone règne en maître en tant que "roi des hormones masculines", l'œstrogène agit comme une co-star vitale, contribuant à de nombreux aspects de la santé masculine au-delà de la reproduction.

Imaginez un orchestre symphonique, où chaque instrument, bien que distinct, travaille ensemble pour créer une mélodie harmonieuse. Dans le domaine des hormones masculines, la testostérone et les œstrogènes sont comme deux instruments de premier plan, chacun ayant sa propre voix. Alors que la testostérone est le puissant cuivre
Les œstrogènes agissent comme des cordes gracieuses, ajoutant de la finesse, de l'équilibre et un sentiment d'appartenance à la société.
l'harmonie de l'ensemble de la composition.

L'un des rôles les plus importants des œstrogènes dans la santé masculine est le maintien de la densité osseuse. Avec l'âge, les niveaux de testostérone diminuent naturellement, ce qui augmente le risque de perte osseuse et d'ostéoporose. Cependant, les œstrogènes agissent comme un contrepoids, en favorisant la formation des os et en les protégeant contre la perte osseuse. C'est pourquoi les hommes dont le taux d'œstrogènes est faible
présentent souvent une plus grande fragilité osseuse et un risque accru de fractures.

Au-delà de la santé osseuse, les œstrogènes jouent également un rôle crucial dans la protection de la santé cardiovasculaire. Les œstrogènes ont un effet protecteur sur les vaisseaux sanguins, réduisant le risque de caillots sanguins et d'athérosclérose, une maladie qui durcit les artères et qui entraîne une perte de poids.

augmente le risque de maladie cardiaque. Les œstrogènes aident également à réguler la tension artérielle et le taux de cholestérol, contribuant ainsi au bien-être cardiovasculaire.

En outre, la recherche suggère que les œstrogènes jouent un rôle dans les fonctions cognitives, en particulier la mémoire et la régulation de l'humeur. Alors que la testostérone influence le raisonnement spatial et les capacités de résolution de problèmes, les œstrogènes sont liés à la fluidité verbale, au traitement des émotions et à la formation de la mémoire. Cela suggère que les œstrogènes contribuent à un plus large éventail de compétences cognitives, favorisant ainsi l'agilité mentale et le bien-être en général.

Le lien entre les œstrogènes et les fonctions cognitives est particulièrement pertinent lorsque les hommes vieillissent. À mesure que les niveaux de testostérone diminuent, le rôle des œstrogènes dans le soutien des fonctions cognitives devient de plus en plus important. devient encore plus prononcée. Si la baisse de la testostérone est souvent associée au déclin cognitif, la recherche souligne également l'importance des œstrogènes dans le maintien de la santé cérébrale.

Il est important de noter que les niveaux d'œstrogènes chez les hommes sont généralement beaucoup plus bas que chez les femmes. Alors que les œstrogènes sont produits dans le les testicules, de petites quantités sont également produites dans les glandes surrénales. La production d'œstrogènes chez l'homme peut être influencée par différents facteurs, notamment l'âge, le mode de vie et les problèmes de santé sous-jacents.

Par exemple, des facteurs tels que l'obésité, le stress et certains Les médicaments peuvent contribuer à augmenter les niveaux d'œstrogènes chez les hommes, ce qui peut entraîner des déséquilibres susceptibles d'avoir des effets négatifs sur la santé. Inversement, un faible taux d'œstrogènes dû à l'âge ou à des conditions sous-jacentes peut également avoir des effets néfastes sur la santé osseuse, la santé cardiovasculaire et les fonctions cognitives.

C'est là qu'intervient l'importance de maintenir un profil hormonal équilibré. Si la testostérone est souvent au centre des préoccupations des hommes en matière de santé, il est essentiel de comprendre le rôle multiforme des œstrogènes et leur impact sur le bien-être.

Imaginez un funambule en équilibre précaire sur un fil. Tout comme le funambule s'appuie sur son pied gauche et son pied droit pour maintenir son équilibre, la santé hormonale d'un homme repose sur une interaction équilibrée entre la testostérone et l'œstrogène.
Le maintien d'un équilibre sain entre ces hormones est essentiel pour un bien-être physique et mental optimal.

Cependant, l'histoire de l'œstrogène chez l'homme ne se résume pas au maintien d'un profil hormonal équilibré ; il s'agit de comprendre les nuances individuelles de la symphonie hormonale de chaque homme. Tout comme chaque orchestre a une instrumentation unique et un style musical distinct, chaque homme a un profil hormonal unique influencé par la génétique, le mode de vie et les facteurs environnementaux.

Cela signifie qu'une approche personnalisée de la gestion de la santé hormonale est cruciale. Ce qui est idéal pour un homme peut ne pas convenir à un autre. Alors que certains hommes peuvent bénéficier de stratégies visant à augmenter les niveaux d'œstrogènes, d'autres peuvent avoir besoin d'interventions pour gérer les niveaux élevés d'œstrogènes.

L'essentiel est de travailler avec un professionnel de la santé compétent pour comprendre votre profil hormonal unique et élaborer un plan personnalisé pour maintenir un équilibre hormonal optimal.
l'équilibre tout au long de votre vie.

N'oubliez pas que la santé hormonale n'est pas une approche unique. Comprendre l'interaction complexe des testostérone et d'œstrogène, en reconnaissant les facteurs qui Pour atteindre un bien-être optimal, il est essentiel de connaître votre profil hormonal individuel et de travailler avec votre prestataire de soins de santé pour créer un plan personnalisé. Le voyage vers l'harmonie hormonale dure toute la vie, mais avec des connaissances et des conseils appropriés, vous pouvez le parcourir en toute confiance et mener une vie plus saine et plus dynamique.

Lien entre les œstrogènes et la testostérone
Maintenir une relation équilibrée

L'œstrogène, souvent perçu comme une hormone féminine, joue également un rôle crucial dans la santé masculine. Alors que la testostérone règne en maître dans le paysage hormonal masculin, l'œstrogène, lui, est discret.
orchestre une symphonie de fonctions, contribuant à la santé des os, au bien-être cardiovasculaire et aux fonctions cognitives.

La testostérone et les œstrogènes sont les partenaires d'une danse délicate. Alors que la testostérone alimente les caractéristiques masculines telles que la masse musculaire et la libido, les œstrogènes équilibrent l'équation, assurant une interaction harmonieuse entre ces hormones essentielles. Ce partenariat dynamique est essentiel pour la santé et le bien-être en général.

Toutefois, cet équilibre délicat peut être perturbé. Les déséquilibres des niveaux d'œstrogènes peuvent se manifester de diverses manières et affecter la santé physique et mentale. Si une légère fluctuation des œstrogènes est normale et attendue, en particulier avec l'âge, des déséquilibres importants peuvent entraîner divers problèmes de santé.

Approfondissons la relation complexe entre la testostérone et l'œstrogène chez l'homme :

Le rôle crucial des œstrogènes dans la santé masculine :

L'œstrogène n'est pas seulement une hormone féminine ; il joue également un rôle essentiel dans la santé des hommes. Produit principalement par les testicules, les glandes surrénales et les cellules adipeuses, l'œstrogène a un impact sur plusieurs fonctions clés, notamment :

Santé osseuse : Les œstrogènes contribuent au maintien de la densité osseuse en favorisant l'absorption du calcium et en réduisant le nombre de lésions osseuses.

la dépression. Ceci est particulièrement important lorsque les hommes vieillissent, ce qui augmente leur risque d'ostéoporose.

Santé cardiovasculaire : Les œstrogènes jouent un rôle crucial dans la régulation de la tension artérielle, du taux de cholestérol et de la coagulation sanguine. Ils contribuent à la protection contre les maladies cardiaques en favorisant la santé des vaisseaux sanguins.

Fonction cognitive : Les œstrogènes ont été associés à la fonction cognitive et peuvent jouer un rôle dans la mémoire, l'apprentissage et la régulation de l'humeur.

La danse complexe entre la testostérone et l'œstrogène :

La testostérone et les œstrogènes sont intimement liés. La testostérone, l'hormone mâle dominante, influence la masse musculaire, les niveaux d'énergie, la fonction sexuelle et l'humeur. Les œstrogènes,
bien que moins puissant, joue un rôle d'équilibre en modérant les effets de la testostérone.

Imaginez la testostérone comme le chef d'orchestre, qui donne le tempo et le volume. L'œstrogène est le musicien de soutien,
ajoute de la nuance et de l'harmonie, garantissant une performance souple et équilibrée. Cet équilibre délicat est crucial pour une santé optimale.

Déséquilibres hormonaux : Quand la danse tourne mal

Lorsque l'équilibre entre la testostérone et les œstrogènes est rompu, cela peut entraîner divers problèmes de santé.

Niveaux élevés d'œstrogènes : Des niveaux élevés d'œstrogènes chez les hommes, une condition connue sous le nom de "dominance œstrogénique", peuvent entraîner :

Gynécomastie (hypertrophie mammaire) : Des niveaux élevés d'œstrogènes peuvent stimuler la croissance du tissu mammaire chez les hommes, entraînant une augmentation

de la taille des seins.
Baisse de la libido : Des niveaux élevés d'œstrogènes peuvent supprimer
la production de testostérone, entraînant une baisse du désir sexuel

et la dysfonction érectile.

Changements d'humeur : La dominance œstrogénique peut affecter l'humeur, entraînant irritabilité, anxiété et dépression.

Problèmes de prostate : Des niveaux élevés d'œstrogènes peuvent contribuer à l'hypertrophie de la prostate et à l'augmentation du risque de cancer de la prostate.

Perte de cheveux : la dominance œstrogénique peut contribuer à la perte de cheveux et à la calvitie.

Faible taux d'œstrogènes : Bien que moins fréquents que la dominance œstrogénique, les faibles niveaux d'œstrogènes peuvent également affecter la santé masculine et entraîner des problèmes de santé :

Diminution de la densité osseuse : Un faible taux d'œstrogènes peut augmenter le risque de fractures osseuses.

Problèmes cardiovasculaires : Un faible taux d'œstrogènes peut contribuer aux maladies cardiaques en augmentant le risque de caillots sanguins et de durcissement des artères.

Déclin cognitif : Un faible taux d'œstrogènes peut être associé à un déclin cognitif et à des problèmes de mémoire.

Causes des déséquilibres hormonaux :

Plusieurs facteurs peuvent contribuer aux déséquilibres hormonaux chez les hommes, notamment

L'âge : le taux de testostérone diminue naturellement avec l'âge, tandis que le taux d'œstrogènes reste relativement stable.

L'obésité : L'excès de graisse corporelle peut entraîner une augmentation de la production d'œstrogènes.

Facteurs liés au mode de vie : Un mode de vie malsain, comme le manque d'exercice, une mauvaise alimentation, le stress et la consommation d'alcool, peut perturber l'équilibre hormonal.

Conditions médicales : Certaines conditions médicales, telles que l'hypothyroïdie, le diabète et les maladies du foie, peuvent également affecter les niveaux d'hormones.

Facteurs environnementaux : L'exposition à des facteurs environnementaux
les œstrogènes (xénoestrogènes), présents dans les plastiques, les pesticides et d'autres produits chimiques, peuvent perturber l'équilibre hormonal.

Maintenir l'équilibre hormonal :

Le maintien d'un environnement hormonal équilibré est essentiel pour une santé et un bien-être optimaux. Voici quelques stratégies pour favoriser l'équilibre hormonal :

Un mode de vie sain : Pratiquer une activité physique régulière, avoir une alimentation équilibrée riche en fruits, légumes et céréales complètes, et dormir suffisamment.
Gestion du stress : Pratiquez des techniques de réduction du stress telles que la méditation, le yoga ou des exercices de respiration profonde.
Évitez les œstrogènes environnementaux : Limitez l'exposition aux plastiques, aux pesticides et aux autres produits chimiques susceptibles de perturber l'équilibre hormonal.
Consultez un médecin : Si vous présentez des symptômes de déséquilibre hormonal, consultez un professionnel de la santé. Il pourra vous aider à identifier la cause sous-jacente et vous recommander
un traitement approprié, si nécessaire.

L'importance d'une communication ouverte :

Une communication ouverte avec votre prestataire de soins de santé est essentielle pour gérer la santé hormonale. N'hésitez pas à lui faire part de vos préoccupations concernant vos hormones ou leur impact potentiel sur votre santé. Il peut vous fournir des conseils et un soutien personnalisés, vous permettant ainsi de prendre votre bien-être en main.

N'oubliez pas que l'œstrogène est plus qu'une simple

hormone féminine. Il joue un rôle crucial dans le maintien de la santé de l'homme. En comprenant la relation complexe entre la testostérone et l'œstrogène, les hommes peuvent prendre des mesures proactives pour soutenir les éléments suivants

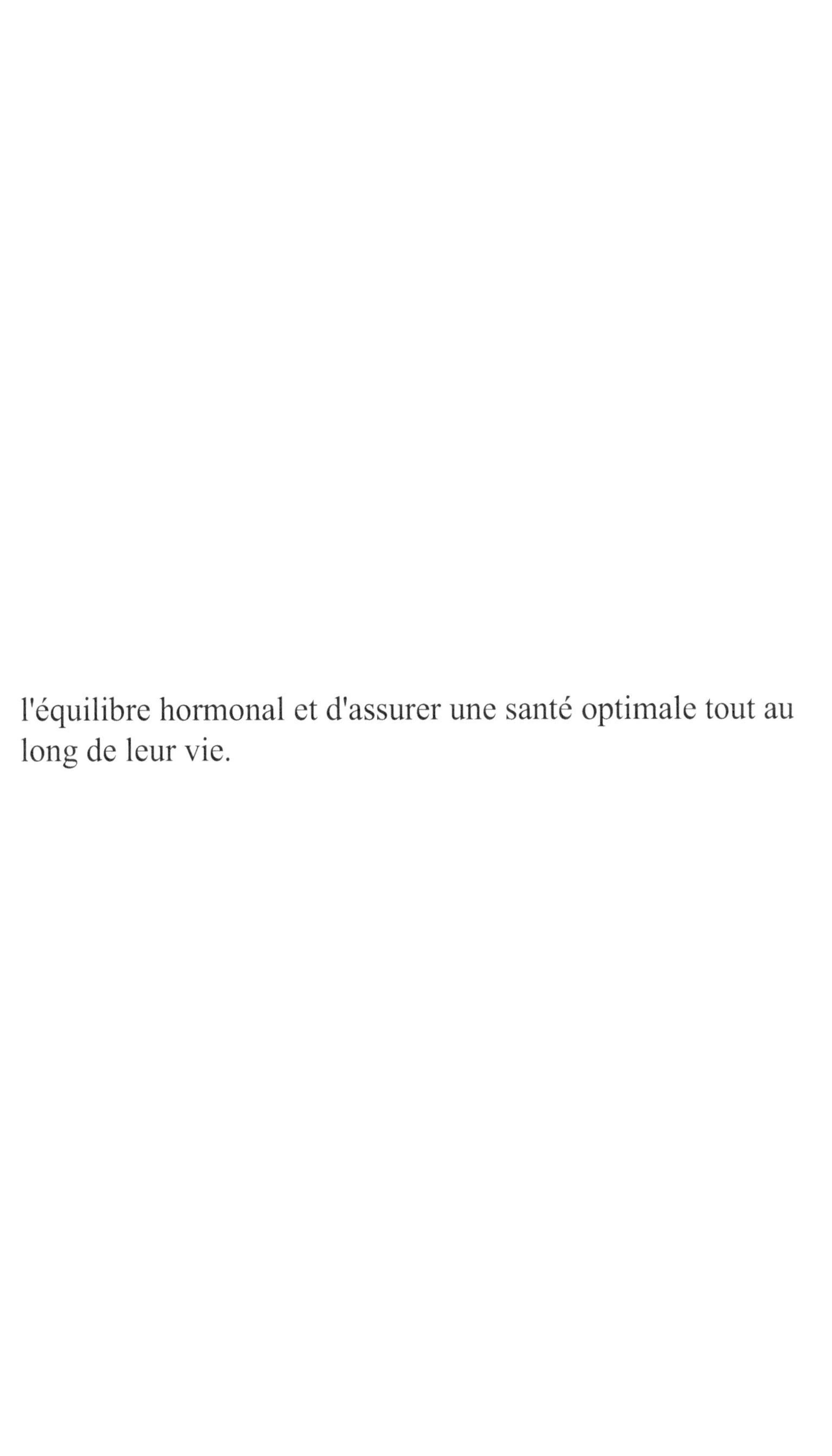

l'équilibre hormonal et d'assurer une santé optimale tout au long de leur vie.

L'œstrogène et les changements liés à l'âge Comprendre l'impact sur la santé masculine

Avec l'âge, les hommes voient leur taux d'œstrogènes fluctuer, à l'image des flux et reflux de la testostérone. Ce changement naturel a toute une série d'effets potentiels sur leur santé, allant de la santé de la prostate au bien-être cardiovasculaire, en passant par la santé de l'estomac et de l'intestin.
la fonction cognitive.

Si les œstrogènes sont souvent associés à la santé des femmes, ils jouent également un rôle crucial dans l'organisme des hommes. Il ne se contente pas d'être un spectateur passif ; il participe activement à une danse hormonale complexe, influençant divers aspects de la physiologie et de la santé masculines.

L'un des effets les plus importants de l'œstrogénisation liée à l'âge est l'augmentation du taux d'œstrogènes dans le sang. L'impact des fluctuations du taux d'œstrogènes chez l'homme est important pour la santé de la prostate. La baisse naturelle des niveaux d'œstrogènes avec l'âge peut contribuer à augmenter le risque d'hypertrophie de la prostate, également connue sous le nom d'hyperplasie bénigne de la prostate (HBP), et même de cancer de la prostate. Bien que les mécanismes exacts soient encore en cours de recherche, des études suggèrent que les œstrogènes jouent un rôle dans la régulation de la croissance et de la fonction des cellules de la prostate.

Ce lien entre les œstrogènes et la santé de la prostate souligne l'importance de maintenir un profil hormonal équilibré à mesure que les hommes vieillissent.

Au-delà de la prostate, les niveaux d'œstrogènes jouent également un rôle dans la santé cardiovasculaire. Des études

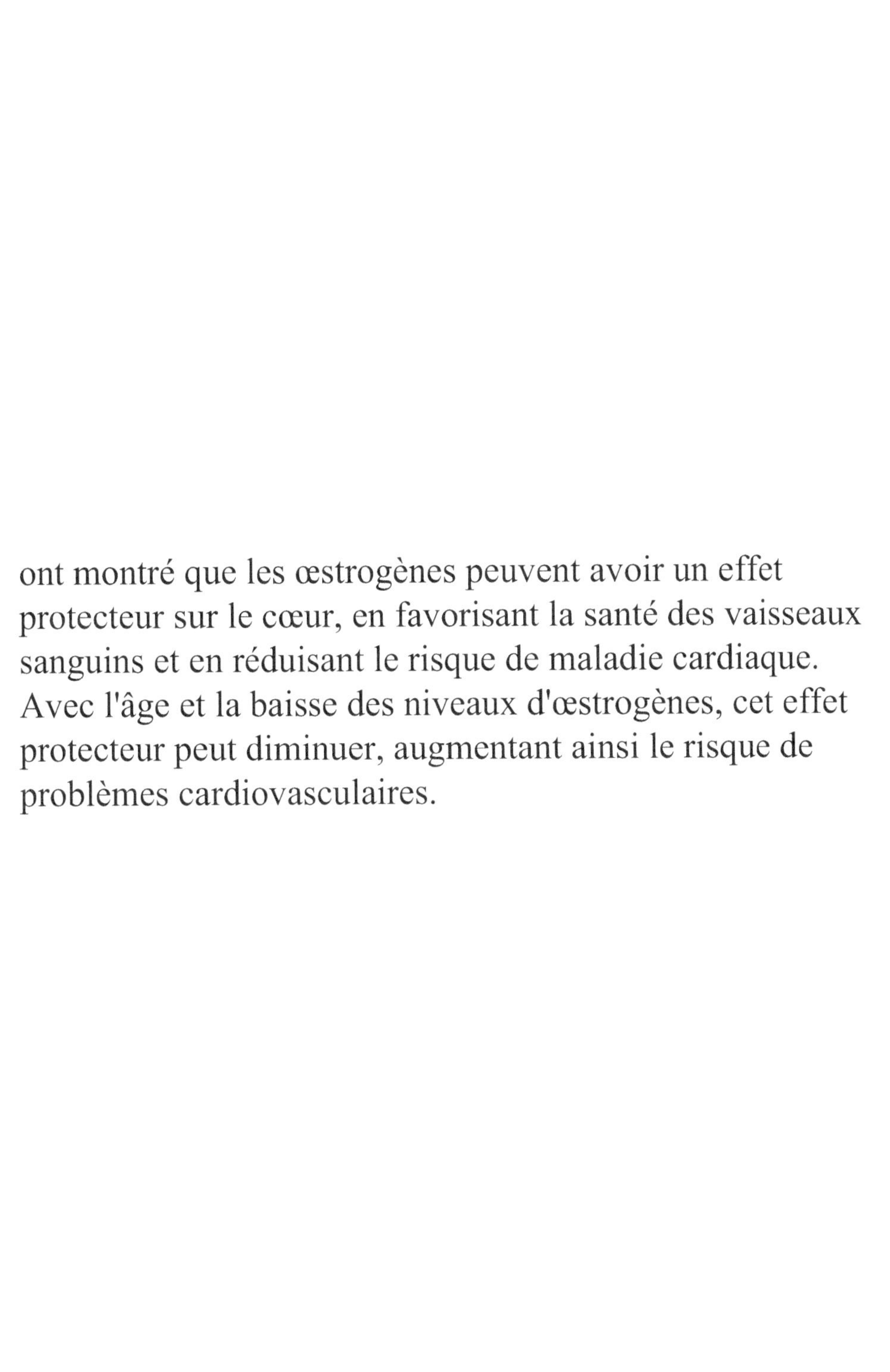

ont montré que les œstrogènes peuvent avoir un effet protecteur sur le cœur, en favorisant la santé des vaisseaux sanguins et en réduisant le risque de maladie cardiaque. Avec l'âge et la baisse des niveaux d'œstrogènes, cet effet protecteur peut diminuer, augmentant ainsi le risque de problèmes cardiovasculaires.

La baisse des œstrogènes avec l'âge peut également contribuer à des changements dans la fonction cognitive, affectant potentiellement la mémoire, l'attention et la vitesse de traitement. Bien que les mécanismes exacts soient encore en cours d'exploration, la recherche suggère que les œstrogènes peuvent jouer un rôle dans la santé du cerveau et la fonction cognitive tout au long de la vie.

En outre, les niveaux d'œstrogènes peuvent influencer l'humeur, la qualité du sommeil et même la densité osseuse chez les hommes. Ce réseau complexe d'interactions hormonales souligne l'importance de prendre en compte l'ensemble du tableau hormonal plutôt que de se concentrer uniquement sur les niveaux de testostérone.

La fluctuation des niveaux d'œstrogènes chez les hommes vieillissants souligne la nécessité d'adopter des approches personnalisées pour la gestion de la santé.
Si certains hommes ne subissent que des changements mineurs, d'autres peuvent être confrontés à des problèmes de santé plus importants liés aux fluctuations des œstrogènes.

Voici un examen plus approfondi de certaines zones clés touchées par les changements d'œstrogènes liés à l'âge :

Santé de la prostate :

Avec l'âge, le taux d'œstrogènes diminue naturellement. Cette baisse peut entraîner des changements dans la croissance et le fonctionnement des cellules de la prostate.

Hyperplasie bénigne de la prostate (HBP) : L'HBP est une affection courante chez les hommes âgés, caractérisée par une hypertrophie de la prostate. Bien que les mécanismes exacts soient encore en cours de recherche, on pense que les œstrogènes jouent un rôle dans la régulation de la croissance des cellules de la prostate. Une baisse des niveaux d'œstrogènes peut perturber cette régulation et contribuer à l'hypertrophie de la prostate.

Cancer de la prostate : La relation entre les œstrogènes et le cancer de la prostate est complexe et les recherches se poursuivent pour l'élucider. Certaines études suggèrent qu'un faible taux d'œstrogènes pourrait être lié à un risque accru de cancer de la prostate.
tandis que d'autres avancent que les niveaux élevés d'œstrogènes pourraient jouer un rôle. Des recherches supplémentaires sont nécessaires pour comprendre pleinement cette interaction complexe.

Santé cardiovasculaire :

Le rôle des œstrogènes dans la santé cardiovasculaire est multiple. Il ne s'agit pas seulement d'une hormone féminine, mais elle joue un rôle important dans la régulation de la santé cardiaque chez les hommes et les femmes.

Effets protecteurs : Les œstrogènes sont connus pour favoriser la santé des vaisseaux sanguins en les détendant et en les élargissant, ce qui améliore la circulation sanguine. Cela peut contribuer à abaisser la tension artérielle et à réduire le risque de formation de caillots sanguins, ce qui contribue en fin de compte à la santé du cœur.

Déclin lié à l'âge : Lorsque les niveaux d'œstrogènes diminuent avec l'âge, les effets protecteurs sur le cœur peuvent s'atténuer, augmentant potentiellement le risque de maladies cardiovasculaires telles que les crises cardiaques, les accidents vasculaires cérébraux et les maladies artérielles périphériques.

L'équilibre : Le maintien d'un profil hormonal équilibré, y compris les niveaux d'œstrogènes, est crucial pour la santé cardiovasculaire. Il est important de noter que si les œstrogènes offrent une protection contre les maladies cardiovasculaires, ils ne sont pas pour autant des facteurs de risque.
Bien qu'il s'agisse d'un bienfait pour le cœur, d'autres facteurs tels que l'alimentation, l'exercice physique et la

génétique jouent également un rôle important.

Fonction cognitive :

Les œstrogènes jouent un rôle dans la santé du cerveau et les fonctions cognitives tout au long de la vie. Des études ont montré que les œstrogènes peut contribuer à protéger les cellules du cerveau, à améliorer la mémoire et à soutenir le traitement cognitif.

Santé du cerveau : Les œstrogènes ont un effet neuroprotecteur, contribuant à protéger les cellules cérébrales contre les dommages et favorisant la croissance des cellules cérébrales.

Fonction cognitive : Les œstrogènes peuvent améliorer la mémoire, l'attention et la vitesse de traitement.

Déclin lié à l'âge : Les effets protecteurs des œstrogènes sur le cerveau peuvent diminuer avec l'âge, ce qui peut contribuer au déclin cognitif lié à l'âge. Toutefois, il est important de se rappeler que d'autres facteurs tels que la génétique, le mode de vie et l'état de santé jouent également un rôle important dans les fonctions cognitives.

Gérer les fluctuations d'œstrogènes :

Si la baisse des œstrogènes liée à l'âge est un processus naturel, il existe des moyens de gérer son impact potentiel sur la santé.

Modifications du mode de vie : L'adoption d'un mode de vie sain peut contribuer à maintenir l'équilibre hormonal et à atténuer les effets des changements liés à l'âge. Cela inclut une alimentation équilibrée, une activité physique régulière, des techniques de gestion du stress et un sommeil suffisant.

Alimentation : Une alimentation riche en fruits, en légumes, en céréales complètes et en graisses saines peut favoriser l'équilibre hormonal.

L'exercice physique : Une activité physique régulière peut contribuer à maintenir des niveaux d'œstrogènes sains et à améliorer la santé cardiovasculaire.

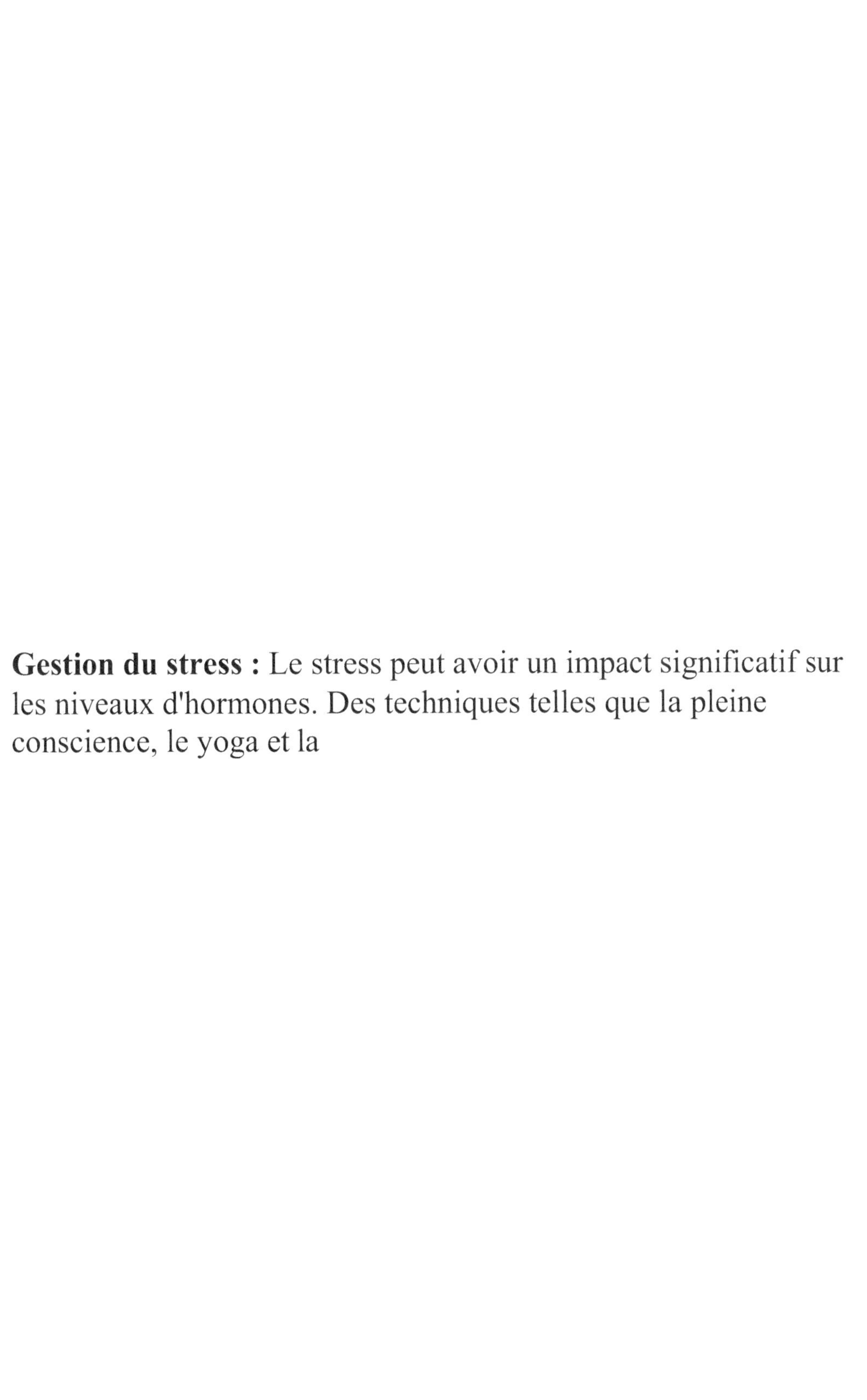

Gestion du stress : Le stress peut avoir un impact significatif sur les niveaux d'hormones. Des techniques telles que la pleine conscience, le yoga et la

La méditation peut aider à gérer le stress et à promouvoir le bien-être général.

Le sommeil : Un sommeil suffisant et de qualité est essentiel à l'équilibre hormonal. Essayez de dormir 7 à 8 heures par nuit.

Consultation médicale : Si vous êtes préoccupée par votre taux d'œstrogène ou si vous ressentez des symptômes liés à des changements hormonaux, consultez un professionnel de la santé.

Supplémentation : Dans certains cas, votre médecin peut vous recommander de prendre un supplément d'œstrogènes, mais cela doit se faire sous contrôle médical.

Comprendre la situation dans son ensemble :

Si la testostérone occupe souvent le devant de la scène dans les conversations sur la santé masculine, il est essentiel de comprendre que les œstrogènes jouent un rôle important, en particulier avec l'âge.

Harmonie hormonale : Le maintien d'un profil hormonal équilibré est essentiel pour la santé et le bien-être en général.

Approche personnalisée : Le profil hormonal de chaque homme étant unique, il est essentiel d'adopter une approche personnalisée de la gestion de la santé.

Recherche en cours : Les recherches sur la relation complexe entre l'œstrogène et la santé masculine continuent d'évoluer. Tenez-vous au courant des dernières découvertes et parlez à votre médecin pour prendre des décisions éclairées sur votre santé.

L'œstrogène n'est pas seulement une hormone féminine ; c'est un acteur essentiel de la santé des hommes, en particulier lorsqu'ils vieillissent. Comprendre son

Il est essentiel d'influencer les changements liés à l'âge et de prendre des mesures pour les gérer si l'on veut conserver une vie saine et dynamique. Par

En adoptant une approche holistique de la santé et en travaillant avec votre fournisseur de soins de santé, vous pouvez naviguer dans le paysage hormonal du vieillissement en toute confiance.

Impact potentiel des œstrogènes environnementaux sur l'équilibre hormonal

Le corps humain est un système complexc, dont l'un des aspects les plus fascinants et les plus vitaux est le système endocrinien. Ce réseau de glandes et d'hormones régule un grand nombre de fonctions de l'organisme.
L'alimentation est un élément essentiel de l'organisme, car elle influence un grand nombre de fonctions corporelles, depuis la croissance et le développement jusqu'au métabolisme, à la reproduction et même à l'humeur et à l'émotion. Si l'on pense souvent aux
Bien que les hormones de croissance soient considérées comme affectant principalement les femmes, leur impact sur la santé des hommes est tout aussi important.

Dans les sections précédentes, nous avons abordé le rôle de la testostérone et de l'œstrogène dans la santé masculine, en révélant comment ces hormones jouent des rôles cruciaux au-delà de la simple reproduction. Nous avons appris que l'œstrogène, souvent considéré comme une hormone "féminine", est essentiel au maintien de la densité osseuse, de la santé cardiovasculaire et des fonctions cognitives chez l'homme. Cependant, le monde complexe des hormones s'étend au-delà de ces deux acteurs clés.

Nous allons maintenant nous intéresser au monde caché des œstrogènes environnementaux, également connus sous le nom de xéno-œstrogènes.
Il s'agit de substances chimiques qui imitent les effets des œstrogènes dans l'organisme, ce qui risque de perturber l'équilibre délicat des hormones. Contrairement aux œstrogènes naturellement produits par notre corps, les xénoestrogènes sont synthétiques et omniprésents dans notre environnement moderne. On les trouve dans un large éventail de produits que nous rencontrons quotidiennement, des plastiques aux pesticides en passant par les emballages

alimentaires et les produits de soins personnels.

L'impact des xénoestrogènes sur le corps humain est un domaine d'investigation scientifique relativement nouveau. Cependant, des preuves de plus en plus nombreuses suggèrent que ces substances chimiques peuvent interférer avec le système endocrinien, ce qui peut entraîner une série de problèmes de santé, en particulier chez les hommes.

Le système endocrinien : Un équilibre délicat

Pour comprendre l'impact potentiel des xénoestrogènes, il est essentiel de comprendre le fonctionnement complexe du système immunitaire.
le système endocrinien. Ce système est un réseau complexe de des glandes qui produisent des hormones. Ces messagers chimiques circulent dans le sang jusqu'aux cellules et tissus cibles, déclenchant une cascade de réponses physiologiques. Les
Le système endocrinien joue un rôle essentiel dans la régulation d'un large éventail de fonctions corporelles, notamment :

Croissance et développement : Les hormones sont essentielles à la croissance et au développement des organes, des tissus et de l'ensemble du corps.
Métabolisme : les hormones contrôlent la transformation des aliments en énergie et le stockage des nutriments.
Reproduction : Les hormones régulent le développement sexuel, la fertilité et les fonctions reproductives.
Humeur et comportement : Les hormones influencent les émotions, les réponses au stress et les fonctions cognitives.
Cycles de sommeil et d'éveil : Les hormones régulent nos cycles veille-sommeil et maintiennent notre rythme circadien.

Le système endocrinien est un système délicatement équilibré, et toute perturbation de cet équilibre délicat peut avoir des conséquences importantes sur la santé.

Xénoestrogènes : Perturber la symphonie hormonale

Les xénoestrogènes, également connus sous le nom de perturbateurs endocriniens
(EDC), sont une classe de composés qui interfèrent avec le fonctionnement normal du système endocrinien. Contrairement aux hormones naturelles, ces produits chimiques sont synthétiques et dérivés de diverses sources, notamment :

Les plastiques : Le bisphénol A (BPA) est un xénoestrogène bien connu que l'on trouve dans de nombreux plastiques, en particulier ceux utilisés pour les emballages alimentaires.
Pesticides : Plusieurs pesticides, tels que le DDT, ont été identifiés comme étant des xénoestrogènes, ce qui suscite des inquiétudes quant à leur impact sur la santé humaine.
Produits de soins personnels : Les parabènes, que l'on trouve souvent dans les cosmétiques et les lotions, sont un autre type de xénoestrogène.
Emballages alimentaires : Certains produits chimiques utilisés dans les emballages alimentaires, tels que les phtalates, peuvent s'infiltrer dans les aliments et les boissons.
Produits chimiques industriels : Les polluants industriels, y compris les polychlorobiphényles (PCB), sont des xénoestrogènes présentant des risques potentiels pour la santé.

Ces produits chimiques sont conçus pour être persistants et stables, ce qui les rend facilement disponibles dans l'environnement et dans notre corps. Cette persistance leur permet de s'accumuler au fil du temps, ce qui suscite des inquiétudes quant à leurs effets à long terme.

Comment les xénoestrogènes agissent-ils ?
Imitation et blocage

Les xénoestrogènes perturbent le système endocrinien de diverses manières. Certaines substances chimiques agissent comme des imitateurs d'œstrogènes, en se liant aux récepteurs d'œstrogènes dans les cellules et en activant les processus dépendants des œstrogènes. Cet effet de mimétisme peut provoquer toute une série de réactions physiologiques, dont certaines peuvent être préjudiciables à la santé.

D'autres xénoestrogènes agissent comme des bloqueurs d'œstrogènes, interférant avec la liaison des œstrogènes naturels à leurs récepteurs. Ce blocage peut perturber la signalisation hormonale normale et entraîner des déséquilibres dans le système endocrinien.

Impact potentiel sur la santé des hommes : Une préoccupation croissante

L'impact potentiel des xénoestrogènes sur la santé des hommes est un domaine de recherche en pleine expansion. Des études ont établi un lien entre l'exposition à ces substances chimiques et divers problèmes de santé, notamment

Problèmes de reproduction : Les xénoestrogènes ont été associés à une réduction du nombre de spermatozoïdes, à une altération de leur mobilité et à un risque accru de cancer des testicules.

Santé de la prostate : Certaines études suggèrent un lien entre l'exposition aux xénoestrogènes et un risque accru de cancer de la prostate.

Troubles du métabolisme : Les xénoestrogènes ont été associés à l'obésité, à la résistance à l'insuline et au diabète de type 2.

Maladies cardiovasculaires : L'exposition à certains xénoestrogènes a été associée à un risque accru de maladie cardiovasculaire.

Problèmes de développement neurologique : Certaines recherches suggèrent que les xénoestrogènes peuvent affecter le développement du cerveau et les fonctions cognitives.

Toutefois, il est important de noter que la recherche sur les
La recherche sur les xénoestrogènes et leur impact sur la
santé des hommes est encore en évolution. Bien qu'il existe
des preuves suggérant des risques potentiels pour la santé,
des recherches supplémentaires sont nécessaires pour établir
des relations de cause à effet définitives.

Les sources d'exposition : Un défi moderne

Les xénoestrogènes sont omniprésents dans notre
environnement moderne, ce qui fait qu'il est difficile d'éviter
toute exposition. Nous sommes confrontés quotidiennement
à ces substances chimiques par le biais de diverses sources,
notamment :

L'alimentation : Les aliments emballés dans des récipients
en plastique, les conserves et les produits traités avec des
pesticides peuvent contenir des xénoestrogènes.
L'eau : Les xénoestrogènes peuvent contaminer les sources
d'eau potable, notamment en raison de la pollution
industrielle et du ruissellement agricole.
L'air : Les xénoestrogènes peuvent être inhalés à partir de la
pollution de l'air, y compris les émissions des voitures et des
usines.
Produits de soins personnels : Les cosmétiques, savons,
lotions et autres produits de soins personnels peuvent
contenir des xénoestrogènes, tels que les parabènes et les
phtalates.

Stratégies de réduction de l'exposition : Un effort conscient

Bien qu'il soit impossible d'éliminer complètement l'exposition aux xénoestrogènes, il existe plusieurs stratégies qui peuvent être utiles.
minimiser notre exposition à ces produits chimiques.

Choisissez des aliments biologiques chaque fois que cela est possible : Les produits biologiques sont moins susceptibles de contenir des résidus de pesticides, ce qui réduit l'exposition aux xénoestrogènes.

Limiter la consommation d'aliments transformés : Les aliments transformés contiennent souvent des niveaux élevés de xénoestrogènes en raison de l'emballage et des additifs.

Choisissez des produits sans BPA : Choisissez des récipients, des bouteilles d'eau et d'autres produits en plastique sans BPA pour éviter l'exposition à ce xénoestrogène courant.

Lisez attentivement les étiquettes des produits : Recherchez les produits de soins personnels
des produits exempts de parabènes, de phtalates et d'autres xénoestrogènes potentiels.

Filtrez l'eau du robinet : Envisagez d'utiliser un filtre à eau pour éliminer les xénoestrogènes et autres contaminants de votre eau de boisson.

Lavez-vous les mains fréquemment : Lavez-vous soigneusement les mains après avoir manipulé des produits en plastique et avant de manger afin de minimiser les risques de contamination.

Choisissez des tissus naturels : Choisissez des vêtements et de la literie fabriqués à partir de fibres naturelles, telles que le coton et la laine, afin de réduire la consommation d'énergie et les émissions de gaz à effet de serre.
l'exposition aux xénoestrogènes présents dans les tissus synthétiques.

Conclusion : Un appel à la prise de conscience et à l'action

La présence de xénoestrogènes dans notre environnement constitue une menace potentielle pour notre santé, en particulier pour notre équilibre hormonal. Bien que des recherches supplémentaires soient nécessaires pour comprendre pleinement les
l'impact à long terme de ces substances chimiques, les
Les données disponibles suggèrent qu'il est prudent de prendre des mesures pour réduire au minimum les risques liés à l'utilisation de l'énergie.

l'exposition. En choisissant en connaissance de cause les produits que nous utilisons, les aliments que nous consommons et l'environnement dans lequel nous vivons, nous pouvons contribuer à notre bien-être général et protéger les ressources naturelles.
des effets négatifs potentiels de ces substances chimiques perturbatrices du système endocrinien.

N'oublions pas que notre corps est un système complexe et interconnecté, et que le maintien d'un équilibre hormonal sain est essentiel au bien-être général. En étant informés de l'impact potentiel des xénoestrogènes et en adoptant des stratégies pour minimiser l'exposition, nous pouvons prendre notre santé en main et créer un environnement plus favorable à la santé.
nous-mêmes et les générations futures.

Gestion des niveaux d'œstrogènes Stratégies pour maintenir l'harmonie hormonale

Les œstrogènes, souvent associés aux fcmmes, jouent également un rôle crucial dans la santé des hommes. Son influence s'étend au-delà de la reproduction et a un impact sur la densité osseuse, la santé cardiovasculaire et les fonctions cognitives.

Imaginez un orchestre symphonique, chaque instrument jouant sa propre partition et contribuant à l'harmonie générale. Dans le corps humain, les hormones agissent comme ces instruments, jouant un rôle essentiel dans le maintien de notre bien-être physique et émotionnel. La testostérone, souvent qualifiée d'"hormone mâle", est un élément essentiel de l'organisme.
occupe le devant de la scène, mais les œstrogènes jouent un rôle de soutien essentiel, contribuant à l'équilibre complexe de cet orchestre hormonal.

Chez l'homme, les œstrogènes ne sont pas un simple détail ; c'est un chef d'orchestre vital, qui influence divers aspects de la santé. Il est produit principalement dans les testicules et les glandes surrénales.
Bien que ses niveaux soient nettement inférieurs à ceux des femmes, son impact sur la santé masculine est indéniable. Les œstrogènes jouent un rôle clé dans le maintien d'une densité osseuse saine, prévenant ainsi l'ostéoporose, qui est un problème important pour les hommes lorsqu'ils vieillissent. Ils contribuent également à la santé cardiovasculaire en régulant le taux de cholestérol et en favorisant la souplesse des vaisseaux sanguins.

Tout comme un orchestre bien dirigé nécessite un équilibre délicat entre les instruments, l'interaction entre les L'équilibre entre la testostérone et les œstrogènes chez l'homme est essentiel au maintien d'une bonne santé générale. Un équilibre idéal entre ces deux hormones garantit des performances et un bien-être optimaux. Toutefois, lorsque cet équilibre est rompu, il peut entraîner une myriade d'effets indésirables.

des problèmes de santé, notamment une baisse de la libido,
de la fatigue, des sautes d'humeur et même un risque accru
de certaines maladies.

Au fur et à mesure que les hommes vieillissent, leur taux
d'œstrogènes peut fluctuer, contribuant ainsi aux
changements corporels liés à l'âge. Ces changements peuvent
influencent la santé de la prostate, la santé cardiovasculaire, et
la fonction cognitive. Il est essentiel de comprendre l'impact
des œstrogènes sur les hommes vieillissants pour une gestion
proactive de la santé.

Le monde moderne représente un défi unique pour
l'équilibre hormonal des hommes. La présence d'œstrogènes
environnementaux, également connus sous le nom de
xénoestrogènes, dans notre environnement peut perturber
l'équilibre délicat des hormones. Ces substances chimiques,
que l'on trouve dans divers produits tels que les plastiques,
les pesticides et même certains additifs alimentaires, peuvent
imiter les effets de l'œstrogène naturel, ce qui risque
d'interférer avec le système hormonal de l'organisme.

La bonne nouvelle, c'est qu'en faisant des choix de vie
éclairés, les hommes peuvent gérer efficacement leurs
niveaux d'œstrogènes et maintenir l'harmonie hormonale.
Une alimentation équilibrée, une activité physique régulière,
des techniques de gestion du stress et un
l'exposition aux œstrogènes environnementaux peut
contribuent à rétablir et à maintenir l'équilibre hormonal.

Des délices diététiques pour l'harmonie hormonale

Une alimentation équilibrée et nutritive est la pierre
angulaire d'une production hormonale saine. En choisissant
des aliments qui favorisent des niveaux d'œstrogènes sains,
les hommes peuvent favoriser leur bien-être général et

prévenir d'éventuels déséquilibres.

Examinons quelques stratégies alimentaires qui peuvent aider à gérer les niveaux d'œstrogènes :

1. **Adoptez la puissance des fibres :** Les fibres, que l'on trouve dans
abondante dans les fruits, les légumes et les céréales
complètes, joue un rôle crucial dans l'élimination de l'excès
d'œstrogènes dans l'organisme. Il agit comme un balai
naturel, balayant les hormones en excès et les empêchant de
s'accumuler. Il convient donc d'incluîre un
une quantité généreuse d'aliments riches en fibres dans votre
alimentation quotidienne.

2. **Libérez le pouvoir des légumes crucifères :**
Les légumes crucifères, tels que le brocoli, le chou-fleur, le
chou frisé et les choux de Bruxelles, contiennent des
composés appelés
des glucosinolates qui aident l'organisme à décomposer et à
éliminer l'excès d'œstrogènes. Ces légumes sont des
puissances nutritionnelles qui favorisent non seulement
l'équilibre hormonal, mais aussi la santé globale.

3. **Profitez des bienfaits des graines de lin :** Les graines de lin, un riche
source de lignanes, un type de phytoestrogène, peut aider à
réguler les niveaux d'œstrogènes. Il s'agit d'une graine
polyvalente qui peut être consommée en
Le lait de chèvre peut être consommé de différentes
manières, en le saupoudrant sur les salades ou en l'ajoutant
aux boissons fouettées.

4. **Choisissez des protéines maigres :** Les sources de
protéines maigres, telles que le poisson, la volaille et les
haricots, fournissent des nutriments essentiels pour
la production et la régulation des hormones. Ces protéines
aident à maintenir un rapport testostérone/œstrogène sain,
ce qui favorise le bien-être général.

5. **Limiter la consommation de sucre :** Le sucre peut
perturber l'équilibre hormonal, entraînant une
augmentation des niveaux d'œstrogènes. Ce

phénomène peut
contribuent à divers problèmes de santé, notamment la prise
de poids, la résistance à l'insuline et même un risque accru
de certains types de cancer. Privilégiez les sucres naturels
présents dans les fruits et les légumes.
légumes et limitez votre consommation de sucres
transformés et de boissons sucrées.

6. **Surveillez les aliments transformés :** Les aliments transformés sont souvent chargés d'hormones artificielles et de produits chimiques qui peuvent perturber le système endocrinien. Choisissez des aliments entiers, non transformés
chaque fois que possible, en optant pour des fruits et légumes frais, des protéines maigres et des céréales complètes.

7. **Hydratez-vous pour être en harmonie :** Il est essentiel de boire beaucoup d'eau tout au long de la journée pour éliminer les toxines et favoriser la santé en général. L'eau aide votre corps à éliminer efficacement l'excès d'œstrogènes, en empêchant leur accumulation.

L'exercice physique au service de l'harmonie hormonale

L'exercice physique régulier est un outil puissant pour gérer les niveaux d'œstrogènes. Il favorise l'équilibre hormonal en augmentant la production de testostérone et en réduisant les niveaux d'œstrogènes.

Voici comment l'exercice physique pcut vous aider :

1. **Entraînement à la résistance : La construction musculaire :** L'entraînement en résistance, tel que l'haltérophilie, les exercices au poids du corps et les bandes de résistance, est incroyablement efficace pour augmenter la masse musculaire.
la production de testostérone. Il aide à développer la masse musculaire, à stimuler le métabolisme et à contribuer à un équilibre hormonal sain.

2. **Exercice cardiovasculaire : Le stimulant de la circulation sanguine :** Les exercices cardiovasculaires, tels que la course à pied, la natation, le cyclisme et la

marche rapide, contribuent à améliorer la circulation sanguine dans tout le corps, ce qui favorise la circulation des hormones et un métabolisme sain des œstrogènes.

3. Entraînement par intervalles à haute intensité (HIIT) : le booster d'énergie : Le HIIT est une forme puissante d'exercice qui consiste à

de courtes périodes d'activité intense suivies de brèves
périodes de repos. Ce type d'entraînement peut stimuler la
production d'hormones de croissance, contribuant ainsi à un
équilibre hormonal sain.

4. **Yoga et Pilates : Les anti-stress :** Yoga et Pilates : les anti-stress
   : Yoga et Pilates : les anti-stress : Yoga et Pilates
Les Pilates sont d'excellentes formes d'exercice qui peuvent
aider à gérer le stress et à améliorer le bien-être général. Ils
favorisent la relaxation, réduisent le taux de cortisol et
aident à maintenir l'équilibre hormonal.

Techniques de gestion du stress : Apprivoiser le monstre hormonal

Le stress peut perturber considérablement l'équilibre
hormonal, entraînant une augmentation des niveaux
d'œstrogènes et une diminution de la production de
testostérone. Des techniques efficaces de gestion du stress
sont essentielles pour maintenir l'harmonie hormonale.

1. **La méditation de pleine conscience :** La
méditation de pleine conscience consiste à se
concentrer sur le moment présent, à observer...
des pensées et des sentiments sans jugement. Il aide à calmer les
L'utilisation de ces produits permet de renforcer le système
nerveux, de réduire le taux de cortisol et de favoriser un
sentiment de paix et de bien-être.

2. **Exercices de respiration profonde :** Les exercices de
respiration profonde peuvent contribuer à abaisser le taux de
cortisol, à réduire l'anxiété et à favoriser la relaxation. Des
techniques telles que la respiration diaphragmatique et la
respiration en boîte peuvent être très efficaces pour gérer le
stress.

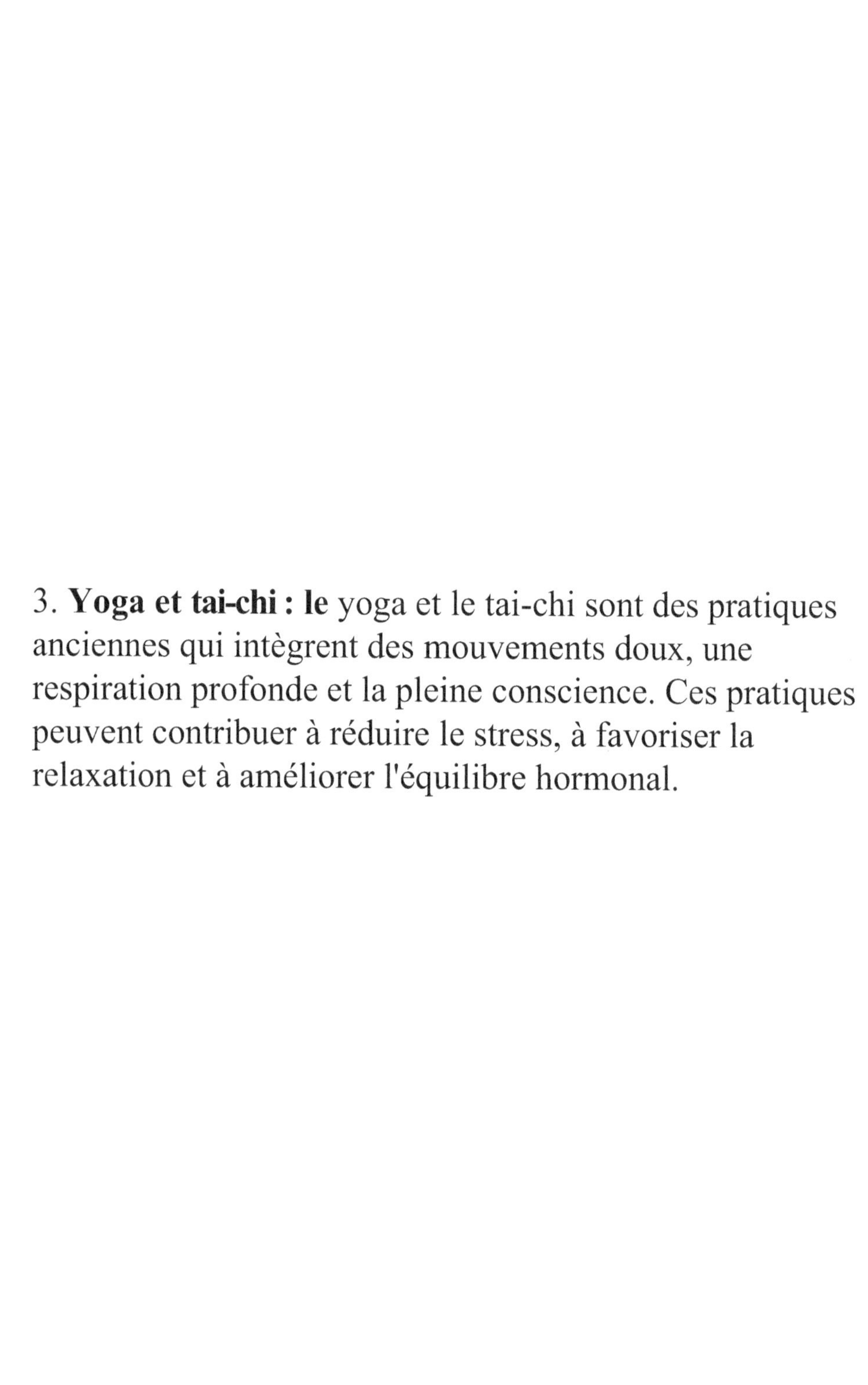

3. **Yoga et tai-chi :** **le** yoga et le tai-chi sont des pratiques anciennes qui intègrent des mouvements doux, une respiration profonde et la pleine conscience. Ces pratiques peuvent contribuer à réduire le stress, à favoriser la relaxation et à améliorer l'équilibre hormonal.

4. **Passer du temps dans la nature :** Il a été démontré
que le fait de passer du temps dans la nature a un impact
positif sur la santé mentale et émotionnelle. Il peut réduire
le stress, favoriser la relaxation et aider à réguler
l'équilibre hormonal.

5. **Un sommeil de qualité : La recharge hormonale**
: Un sommeil adéquat est essentiel au maintien de
l'équilibre hormonal.
l'équilibre. Pendant le sommeil, l'organisme se répare et se
régénère, en produisant et en régulant des hormones vitales,
notamment
la testostérone et les œstrogènes. Visez 7 à 8 heures de
sommeil de qualité chaque nuit pour favoriser une fonction
hormonale optimale.

Comprendre les œstrogènes environnementaux : La menace invisible

Les œstrogènes environnementaux, également connus sous
le nom de xéno-œstrogènes, sont des substances chimiques
fabriquées par l'homme et présentes dans divers produits.
imitent les effets de l'œstrogène naturel dans le corps.
L'exposition à ces produits chimiques peut perturber
l'équilibre délicat des hormones, ce qui peut entraîner des
problèmes de santé.

Voici ce qu'il faut savoir :

1. **Sources d'œstrogènes environnementaux :** Les
œstrogènes environnementaux sont présents dans les
produits de tous les jours, notamment les plastiques, les
pesticides, les herbicides et même certains additifs
alimentaires.

2. **Impact potentiel sur l'équilibre hormonal :** Les xénoestrogènes peuvent se lier aux récepteurs d'œstrogènes dans l'organisme, imitant ainsi les effets des œstrogènes naturels. Cela peut perturber l'équilibre hormonal et entraîner divers problèmes de santé.

3. **Minimiser l'exposition :** Bien qu'il soit difficile d'éliminer complètement l'exposition aux œstrogènes environnementaux, vous pouvez prendre des mesures pour minimiser votre exposition.

4. **Choisissez des produits sans BPA :** Le BPA (bisphénol A) est une substance chimique courante que l'on trouve dans les plastiques et d'autres produits. Choisissez des alternatives sans BPA chaque fois que cela est possible afin de réduire l'exposition.

5. **Lavez soigneusement les fruits et les légumes :** Les pesticides et les herbicides peuvent contenir des xénoestrogènes. Lavez les fruits et les légumes soigneusement avant de les consommer.

6. **Faites attention aux produits de soins personnels :** Certains produits de soins personnels, tels que les lotions, les shampooings et les cosmétiques, peuvent contenir des substances chimiques susceptibles de perturber l'équilibre hormonal. Dans la mesure du possible, optez pour des produits naturels et biologiques.

7. **Soutenir les organisations qui travaillent à réduire l'exposition aux œstrogènes dans l'environnement :** De nombreuses organisations plaident en faveur de la réduction de l'exposition aux **œstrogènes dans l'environnement.** les œstrogènes environnementaux. Soutenez leurs efforts de sensibilisation et de promotion d'alternatives plus sûres.

L'approche holistique : Un chemin vers l'harmonie hormonale

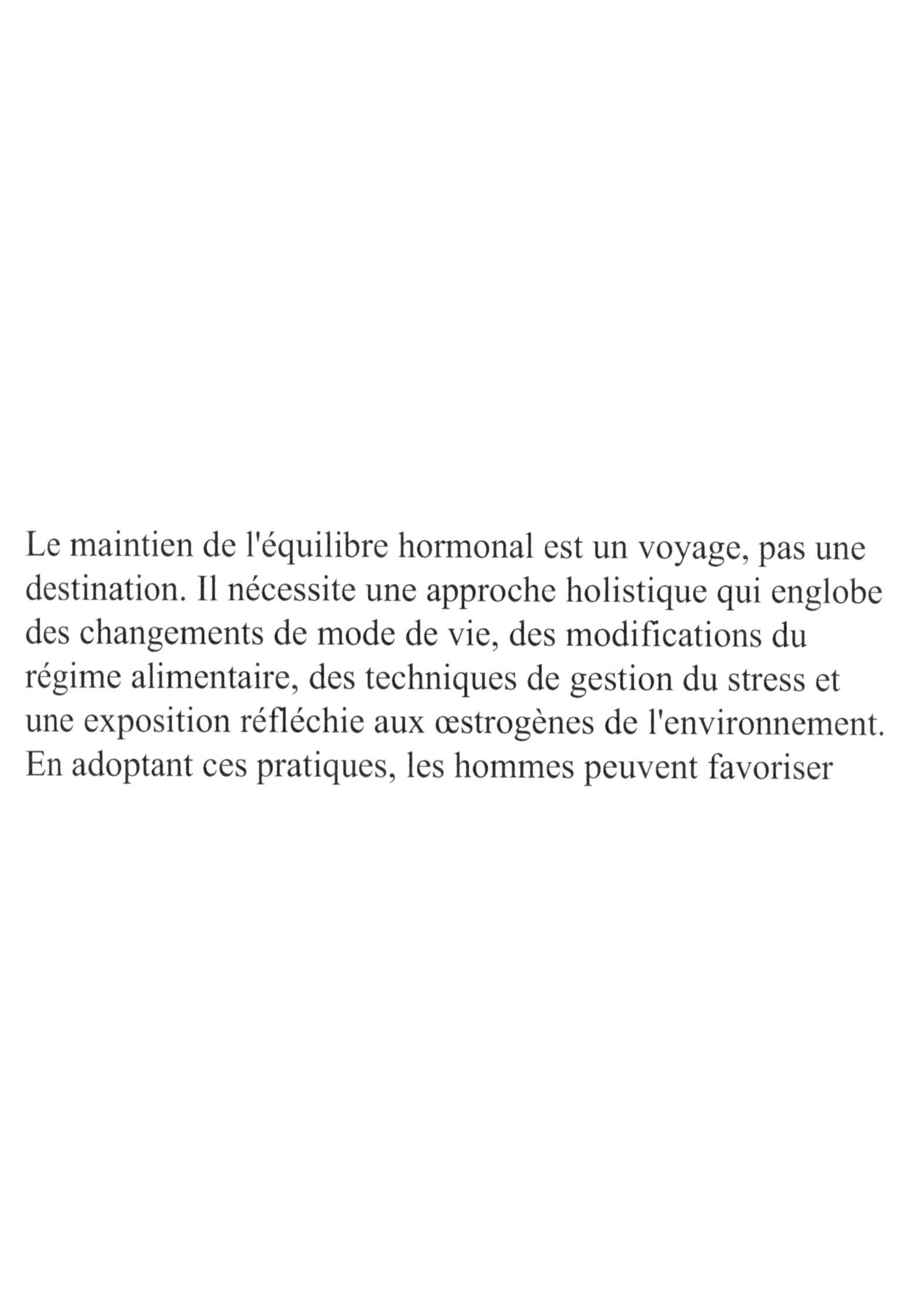

Le maintien de l'équilibre hormonal est un voyage, pas une destination. Il nécessite une approche holistique qui englobe des changements de mode de vie, des modifications du régime alimentaire, des techniques de gestion du stress et une exposition réfléchie aux œstrogènes de l'environnement. En adoptant ces pratiques, les hommes peuvent favoriser une santé hormonale optimale, menant à une vie plus vibrante, plus énergique et plus épanouie.

N'oubliez pas que le parcours hormonal de chaque homme est unique. Ce qui fonctionne pour une personne peut ne pas fonctionner pour une autre. Il est essentiel d'être à l'écoute de son corps, de consulter un professionnel de la santé et de personnaliser son approche pour atteindre un équilibre hormonal optimal et conserver une vie saine et dynamique.

La connexion thyroïdienne Comment les hormones thyroïdiennes influencent le métabolisme et l'énergie

La glande thyroïde, nichée à l'avant du cou, peut sembler un petit joueur dans l'orchestre hormonal, mais son impact sur votre santé, en particulier sur vos niveaux d'énergie et votre métabolisme, est loin d'être négligeable. La thyroïde produit deux hormones cruciales : la thyroxine (T4) et la triiodothyronine (T3). Ces hormones sont essentielles à la régulation de votre métabolisme, influençant tout, de la manière dont votre corps se nourrit à celle dont il se nourrit. utilise de l'énergie pour faire battre son cœur.

Imaginez votre métabolisme comme un moteur finement réglé qui assure les fonctions vitales de l'organisme. Les hormones thyroïdiennes agissent
Les hormones thyroïdiennes sont comme des bougies d'allumage, elles allument le feu métabolique et le maintiennent au bon rythme. Lorsque les hormones thyroïdiennes sont équilibrées, le moteur tourne rond et vous fournit l'énergie dont vous avez besoin pour mener à bien votre journée. Mais lorsque les choses se dérèglent, le moteur crachote, ce qui entraîne toute une série de problèmes de santé.
des symptômes qui peuvent avoir un impact significatif sur votre qualité de vie.

Le rôle de la thyroïde dans le métabolisme et l'énergie

Les hormones thyroïdiennes sont responsables d'un large éventail d'effets secondaires.
les processus métaboliques, influençant la façon dont votre corps utilise l'énergie, produit de la chaleur et régule sa température. Ils jouent un rôle crucial dans :

Production d'énergie : Imaginez les cellules de votre corps

comme de minuscules

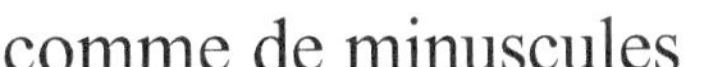

Des usines qui ont constamment besoin d'énergie pour fonctionner. Les hormones thyroïdiennes sont les injecteurs de carburant, fournissant l'énergie nécessaire au fonctionnement de ces usines. Elles influencent la production d'ATP, la monnaie d'échange énergétique de vos cellules.

s'assurer que vous disposez de suffisamment de carburant pour alimenter vos muscles, votre cerveau et tous vos autres organes.

Croissance et développement des cellules : Depuis votre enfance, les hormones thyroïdiennes ont joué un rôle déterminant dans votre croissance et votre développement. Elles continuent à jouer un rôle dans le maintien d'une fonction cellulaire saine tout au long de votre vie, en soutenant la croissance et la réparation des tissus.

Fréquence cardiaque et pression artérielle : Les hormones thyroïdiennes influencent également le rythme cardiaque et la pression dans les vaisseaux sanguins. Elles veillent à ce que votre cœur batte à un rythme régulier et à ce que votre sang circule efficacement dans tout votre corps.

Les troubles thyroïdiens et leur impact sur la santé masculine

Lorsque la glande thyroïde ne fonctionne pas correctement, elle peut entraîner divers problèmes de santé, tant chez les hommes que chez les femmes. Voici les deux troubles thyroïdiens les plus courants :

Hypothyroïdie : Ce phénomène se produit lorsque la glande thyroïde ne produit pas suffisamment d'hormones thyroïdiennes. C'est un peu comme si le moteur tournait au ralenti et manquait de carburant. Cela peut entraîner des symptômes tels que la fatigue, la prise de poids, le ralentissement du métabolisme, la dépression et la baisse de la libido.

Hyperthyroïdie : En revanche, lorsque la glande thyroïde surproduit des hormones thyroïdiennes, c'est comme si le moteur tournait à plein régime et brûlait du carburant trop rapidement. Cela peut entraîner des symptômes tels que l'anxiété, la perte de poids, un rythme cardiaque rapide, des tremblements et des difficultés à dormir.

Troubles thyroïdiens et santé masculine : Une plongée plus profonde

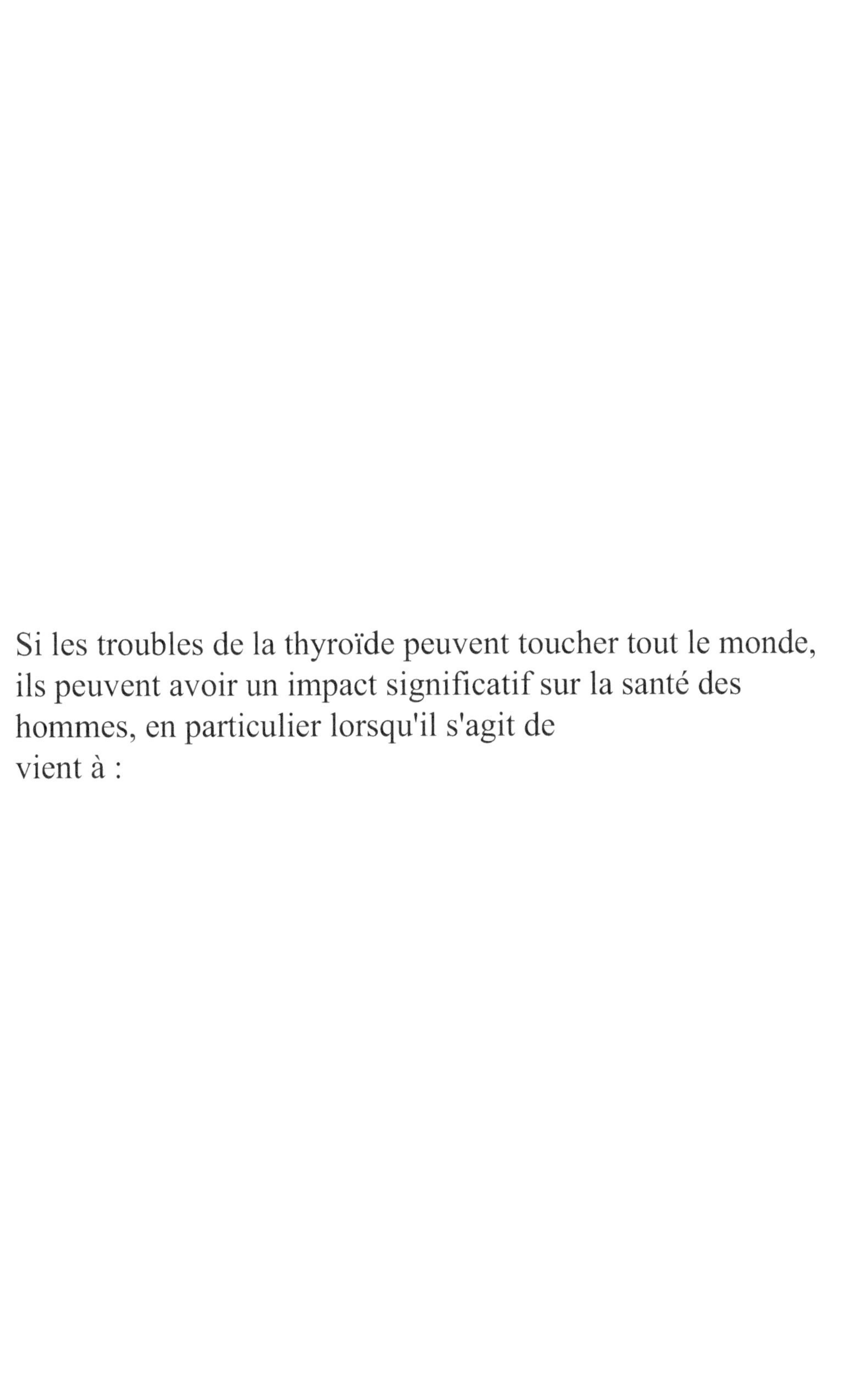

Si les troubles de la thyroïde peuvent toucher tout le monde,
ils peuvent avoir un impact significatif sur la santé des
hommes, en particulier lorsqu'il s'agit de
vient à :

Santé sexuelle : L'hypothyroïdie peut avoir un impact négatif sur les niveaux de testostérone, entraînant une baisse de la libido, des troubles de l'érection et une diminution du nombre de spermatozoïdes. Inversement, l'hyperthyroïdie peut également interférer avec la production de testostérone, entraînant des problèmes similaires.

Santé osseuse : L'hypothyroïdie et l'hyperthyroïdie peuvent toutes deux affecter le métabolisme osseux, entraînant une fragilisation des os et un risque accru d'ostéoporose.

Santé mentale : Les deux troubles de la thyroïde peuvent contribuer aux changements d'humeur, à la dépression, à l'anxiété et au déclin cognitif.

Le lien entre la thyroïde et la testostérone

Il existe un lien complexe et souvent méconnu entre les hormones thyroïdiennes et la testostérone. La thyroïde joue un rôle crucial dans la production et la régulation de la testostérone.

Lorsque la fonction thyroïdienne est compromise, elle peut perturber l'équilibre délicat de la testostérone, ce qui entraîne une cascade de problèmes, notamment

Diminution de la production de testostérone : L'hypothyroïdie peut interférer avec la production de testostérone, ce qui entraîne un faible taux de testostérone.

Augmentation de la dégradation de la testostérone : L'hypothyroïdie et l'hyperthyroïdie peuvent toutes deux affecter les enzymes responsables de la dégradation de la testostérone, ce qui entraîne une augmentation de la dégradation et une diminution des taux dans l'organisme.

Identifier les problèmes de thyroïde chez l'homme

Si vous présentez l'un des symptômes suivants, il est important de consulter votre médecin pour écarter la possibilité d'un trouble de la thyroïde :

Fatigue et manque d'énergie : Une fatigue persistante qui

ne s'améliore pas avec le repos peut être un signe
d'hypothyroïdie.

Prise de poids ou difficultés à perdre du poids : Une prise de poids inexpliquée, en particulier au niveau de l'abdomen, peut être un symptôme d'hypothyroïdie.

Dépression ou sautes d'humeur : Les changements d'humeur, y compris la dépression, l'anxiété et l'irritabilité, peuvent être liés à des déséquilibres thyroïdiens.

Changements du rythme cardiaque : Un cœur qui s'emballe ou un rythme cardiaque lent peuvent être des signes d'hyperthyroïdie ou d'hypothyroïdie, respectivement.

Changements cutanés : Une peau sèche, des cheveux clairsemés et des ongles cassants peuvent être des symptômes d'hypothyroïdie.

Problèmes de santé sexuelle : Une baisse de la libido, des troubles de l'érection et une diminution du nombre de spermatozoïdes peuvent être liés à des troubles de la thyroïde.

Gérer les troubles thyroïdiens pour une santé optimale

Le traitement des troubles de la thyroïde est essentiel au maintien de la santé et du bien-être général. Le traitement de l'hypothyroïdie
consiste à prendre des hormones thyroïdiennes synthétiques pour remplacer les hormones que l'organisme ne produit pas. Pour l'hyperthyroïdie, les options de traitement comprennent des médicaments pour supprimer la production d'hormones thyroïdiennes ou un traitement à l'iode radioactif.

Stratégies de mode de vie pour la santé thyroïdienne

Si un traitement médical est souvent nécessaire pour les troubles de la thyroïde, l'intégration de changements dans le mode de vie peut également contribuer à une meilleure prise en charge et à un bien-être général :

Nutrition : Privilégiez une alimentation équilibrée, riche en fruits, en légumes, en protéines maigres et en graisses saines. Évitez les aliments transformés, l'excès de sucre et le gluten, car ils peuvent exacerber les problèmes de thyroïde.

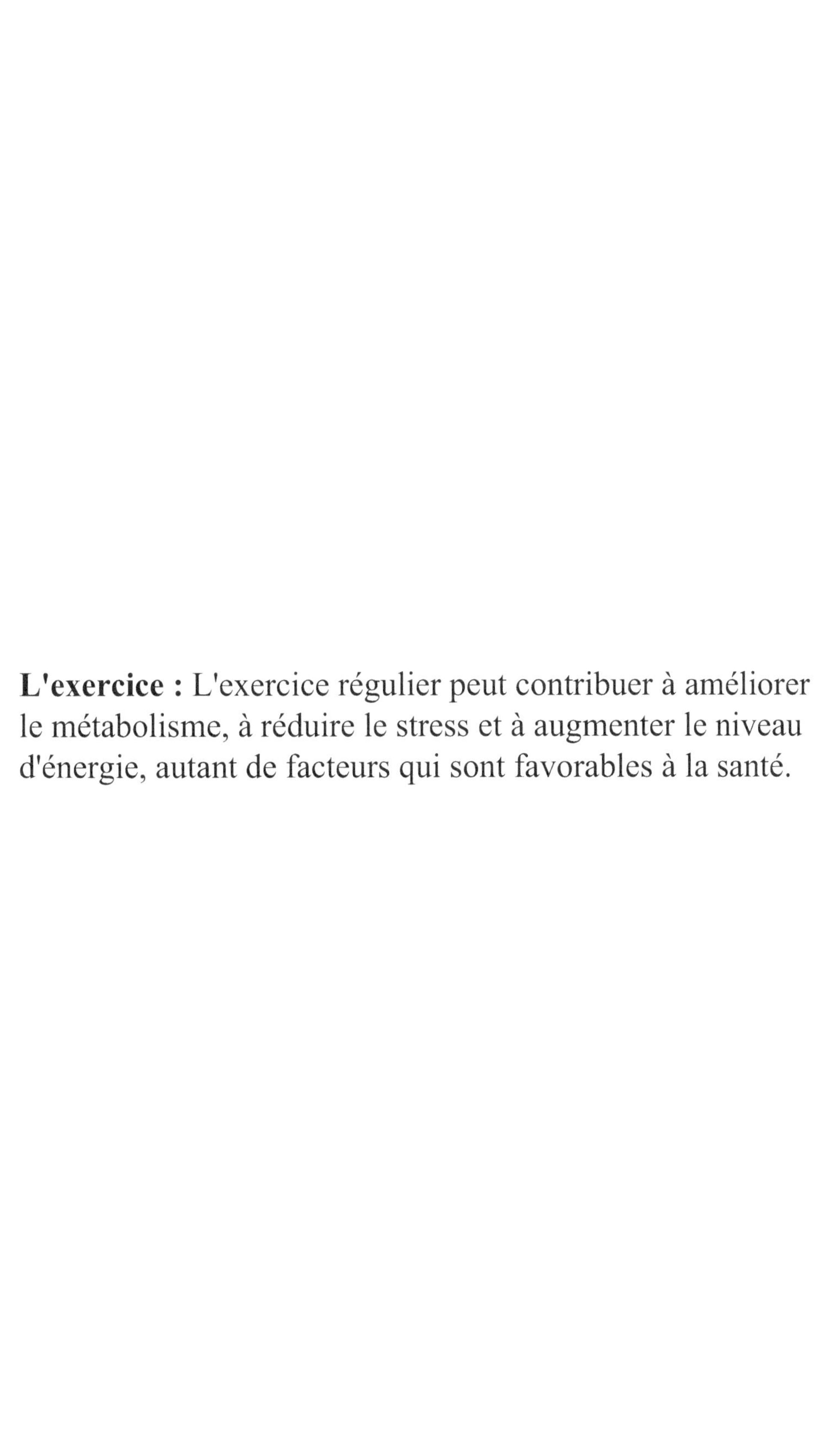

L'exercice : L'exercice régulier peut contribuer à améliorer le métabolisme, à réduire le stress et à augmenter le niveau d'énergie, autant de facteurs qui sont favorables à la santé.

bénéfique pour la santé de la thyroïde.

Gestion du stress : Le stress peut avoir un impact négatif sur la fonction thyroïdienne. Pratiquez des activités de réduction du stress comme la méditation, le yoga ou des exercices de respiration profonde.

Le sommeil : Visez 7 à 8 heures de sommeil de qualité chaque nuit. Le sommeil
est essentiel pour la régulation hormonale, y compris la production d'hormones thyroïdiennes.

La connexion thyroïdienne : Un élément vital de votre santé

La glande thyroïde est peut-être petite, mais son impact sur votre santé est considérable. En comprenant le rôle des hormones thyroïdiennes dans le métabolisme et l'énergie, en reconnaissant les signes de troubles thyroïdiens et en recherchant les soins médicaux appropriés, vous pouvez prendre des mesures proactives pour préserver votre équilibre hormonal et votre bien-être général.

Le rôle du cortisol La gestion du stress et son impact sur les hormones

Le stress, cet invité indésirable qui s'attarde souvent dans nos vies, a un impact significatif sur notre équilibre hormonal. Alors que nous associons souvent le stress à des émotions négatives et à des tensions mentales, ses effets s'étendent bien au-delà de notre psyché, jusque dans la symphonie complexe de notre système endocrinien.

Au premier plan de cette danse hormonale se trouve le cortisol, une puissante hormone de stress produite par nos glandes surrénales. Lorsque nous sommes confrontés à des facteurs de stress, qu'ils soient physiques, émotionnels ou mentaux, notre corps déclenche une cascade d'événements qui libèrent du cortisol dans notre circulation sanguine. Cette poussée de cortisol est une réponse naturelle et vitale, destinée à nous préparer à l'action, à "combattre ou fuir" en quelque sorte.

Cependant, dans le monde actuel où tout va très vite, nous sommes constamment bombardés de facteurs de stress, ce qui laisse beaucoup d'entre nous dans un état perpétuel de "lutte ou de fuite", conduisant à des élévations chroniques des niveaux de cortisol. Ce stress chronique peut avoir des conséquences considérables, en perturbant l'équilibre délicat de nos hormones et en affectant nos niveaux d'énergie, notre sommeil, notre humeur et même notre fonction immunitaire.

Examinons les effets complexes du cortisol sur notre équilibre hormonal :

L'énergie : L'effet montagnes russes

Vous connaissez cette sensation : une poussée d'énergie dans une situation stressante, suivie d'une chute inévitable. C'est le cortisol qui est à l'œuvre. Il agit comme un stimulant énergétique temporaire, mobilisant le glucose pour une utilisation immédiate, ce qui nous donne ce supplément d'énergie.

de pousser à gérer le facteur de stress. Il s'agit toutefois d'une solution à court terme.

Lorsque le taux de cortisol reste élevé, il peut perturber le fonctionnement de l'organisme.
l'équilibre délicat d'autres hormones, comme l'insuline, qui régule le taux de sucre dans le sang. Cela peut conduire à une résistance à l'insuline, une condition dans laquelle votre corps n'utilise pas l'insuline de manière efficace, ce qui entraîne des fluctuations d'énergie et de la fatigue.

Pensez-y comme à des montagnes russes - la première poussée d'adrénaline, la deuxième poussée d'adrénaline et la troisième poussée d'adrénaline.
L'adrénaline est grisante, mais la chute inévitable vous laisse exsangue.

Le sommeil : Le perturbateur

Le sommeil est le moment où notre corps se répare et se régénère, ce qui permet à nos hormones de retrouver leur équilibre. Mais le cortisol, l'hormone du stress, joue un rôle perturbateur.

Lorsque les niveaux de cortisol sont constamment élevés, ils peuvent interférer avec nos habitudes de sommeil, rendant difficile l'endormissement, le maintien du sommeil ou un sommeil profond et réparateur. Il en résulte un cercle vicieux - un sommeil insuffisant exacerbe le stress, entraînant des niveaux de cortisol encore plus élevés, ce qui entrave encore plus notre capacité à obtenir un sommeil réparateur.
un repos adéquat.

Imaginez que vous essayez de dormir au milieu d'une symphonie d'alarmes - c'est ce que des niveaux élevés de cortisol peuvent faire à notre cycle de sommeil.

Humeur : Le pendule oscillant

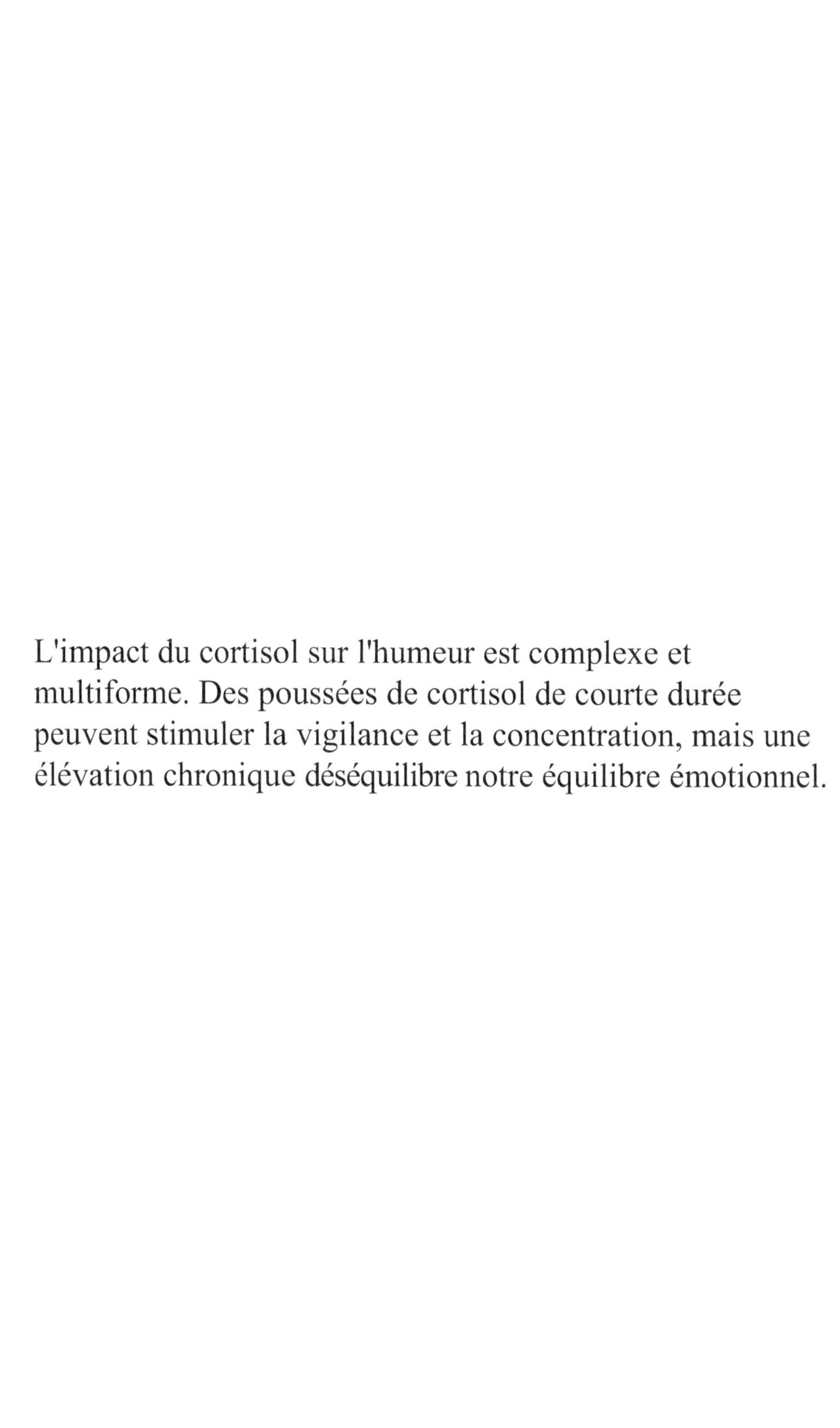

L'impact du cortisol sur l'humeur est complexe et multiforme. Des poussées de cortisol de courte durée peuvent stimuler la vigilance et la concentration, mais une élévation chronique déséquilibre notre équilibre émotionnel.

Des niveaux élevés de cortisol sont liés à des sentiments d'anxiété, d'irritabilité et même de dépression. Ils peuvent également interférer avec la production et le fonctionnement de neurotransmetteurs tels que la sérotonine et la dopamine, qui jouent un rôle essentiel dans la régulation de l'humeur et du bonheur.

Imaginez un pendule se balançant sauvagement - c'est ainsi que le stress chronique et les niveaux élevés de cortisol peuvent rendre nos émotions imprévisibles et instables.

Système immunitaire : Le compromis

Notre système immunitaire est la force de défense de notre corps, qui nous protège contre les infections et les maladies. Mais le stress chronique et un taux élevé de cortisol peuvent affaiblir ce système de défense vital.

Le cortisol agit comme un immunosuppresseur, supprimant l'activité de nos cellules immunitaires, ce qui nous rend plus sensibles aux infections et aux maladies. C'est pourquoi le stress peut déclencher des rhumes, des grippes et d'autres maladies.

Imaginez votre système immunitaire comme une forteresse - un taux de cortisol élevé
peuvent affaiblir ses murs, facilitant ainsi la tâche des envahisseurs qui veulent y pénétrer et y faire des ravages.

Prendre le contrôle : Stratégies de gestion du stress

Maintenant que nous comprenons l'impact considérable du stress et d'un taux élevé de cortisol sur notre équilibre hormonal, il est temps d'agir. La bonne nouvelle, c'est que nous pouvons gérer le stress et le cortisol.
réduire ses effets négatifs sur nos hormones.

Voici une boîte à outils de stratégies pour vous aider à naviguer dans le paysage stressant :

1. L'exercice : Votre allié contre le stress

L'exercice physique régulier est un puissant anti-stress et un moyen naturel de réduire le taux de cortisol.

Comment cela fonctionne-t-il ? L'exercice physique libère des endorphines, des stimulants naturels de l'humeur, qui contribuent à réduire le stress et l'anxiété. Il permet également
améliore la qualité du sommeil, ce qui permet à l'organisme de mieux réguler le taux de cortisol.
Meilleures stratégies : Essayez de faire au moins 30 minutes d'exercice d'intensité modérée la plupart des jours de la semaine.

2. Respiration profonde : votre anti-stress instantané

De simples exercices de respiration profonde peuvent faire des merveilles pour calmer le système nerveux et réduire le taux de cortisol.

Comment cela fonctionne-t-il ? La respiration profonde ralentit le rythme cardiaque, abaisse la tension artérielle et favorise la relaxation. Elle envoie également des signaux à votre cerveau pour qu'il libère des neurotransmetteurs apaisants comme le GABA.
Meilleures stratégies : Pratiquez la respiration diaphragmatique - inspirez profondément par le nez, en gonflant le ventre, et expirez lentement par la bouche.

3. Pleine conscience et méditation : Calmer l'esprit

Les pratiques de pleine conscience, telles que la méditation, peuvent contribuer à réduire le stress et à accroître votre résilience face aux défis de la vie.

Comment cela fonctionne-t-il ? La pleine conscience vous apprend à être présent dans l'instant, à observer vos pensées et vos sentiments sans porter de jugement. Cela peut vous

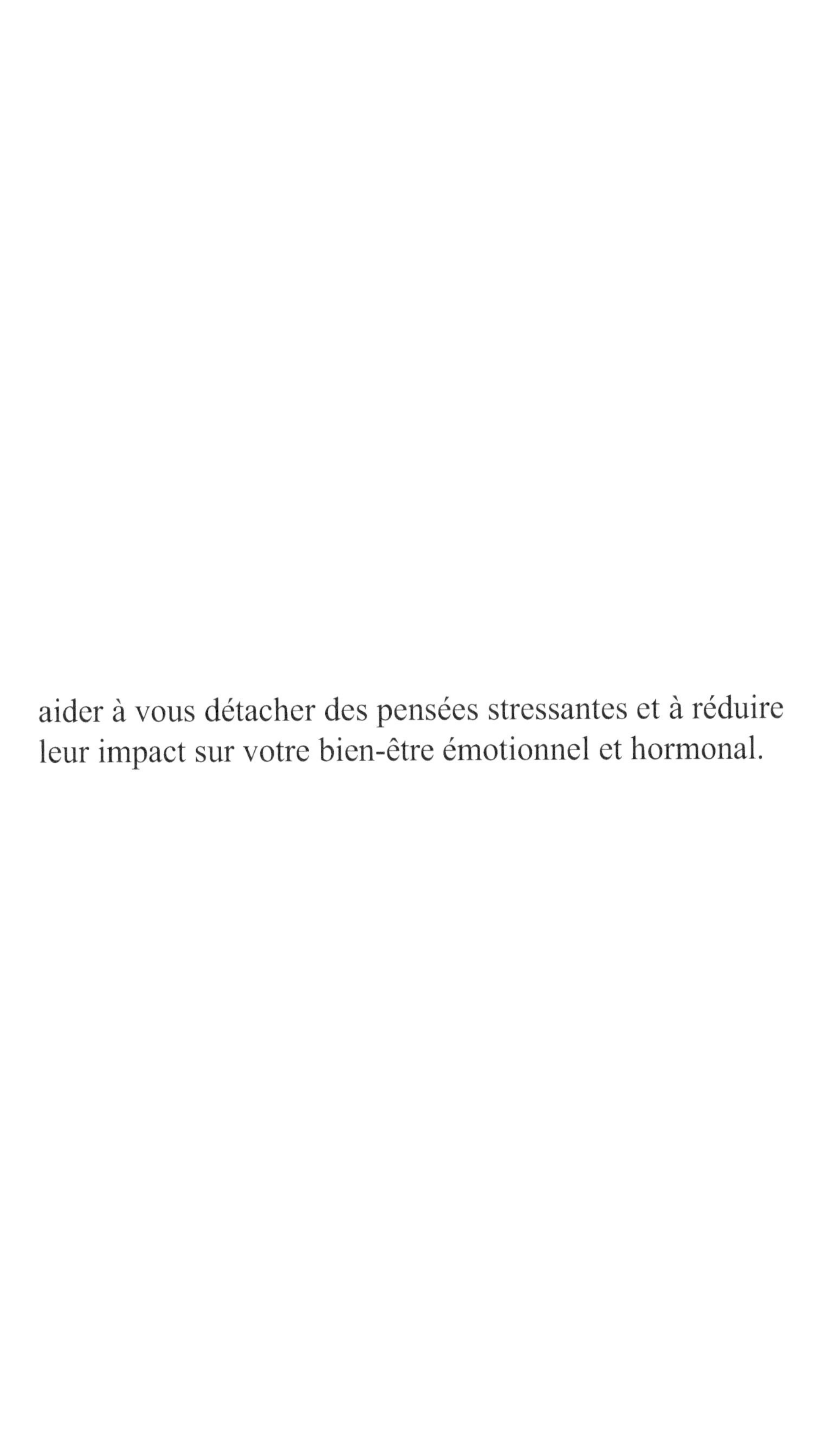

aider à vous détacher des pensées stressantes et à réduire leur impact sur votre bien-être émotionnel et hormonal.

Meilleures stratégies : Essayez des applications de méditation guidée, inscrivez-vous à un cours de méditation ou pratiquez des exercices de pleine conscience tout au long de la journée.

4. Régime alimentaire sain : Nourrir son corps pour l'équilibrer

Une alimentation équilibrée, riche en fruits, en légumes, en protéines maigres et en graisses saines, peut favoriser l'équilibre hormonal et réduire le stress.

Comment cela fonctionne-t-il ? Une alimentation saine apporte à l'organisme les nutriments dont il a besoin pour fonctionner de manière optimale, notamment ceux qui participent à la production et à la régulation des hormones. Il contribue également à stabiliser le taux de sucre dans le sang, réduisant ainsi les fluctuations d'énergie liées au stress.

Meilleures stratégies : Choisissez des aliments entiers et non transformés et limitez le sucre, les aliments transformés et les graisses malsaines.

5. Un sommeil adéquat : Rétablir l'équilibre hormonal

Donner la priorité au sommeil est essentiel pour l'équilibre hormonal et la gestion du stress.

Comment cela fonctionne-t-il ? Pendant le sommeil, votre corps produit et libère des hormones comme l'hormone de croissance, qui favorise la réparation et le rajeunissement. Un sommeil suffisant permet également de réguler le taux de cortisol, ce qui réduit le stress et améliore l'humeur. **Meilleures stratégies :** Visez 7 à 8 heures de sommeil de qualité chaque nuit. Créez une routine relaxante à l'heure du coucher, évitez de passer du temps devant un écran avant d'aller au lit et assurez-vous d'un environnement de sommeil confortable.

6. Connexion et soutien : Construire un réseau solide

Des relations sociales solides et un réseau de soutien peuvent contribuer à atténuer le stress et à renforcer votre résilience.

Comment cela fonctionne-t-il ? Le soutien social procure un sentiment d'appartenance et peut vous aider à mieux gérer le stress.

Meilleures stratégies : Passer du temps avec ses proches, s'engager dans des

des activités que vous aimez, et recherchez des groupes de soutien ou une thérapie si nécessaire.

7. Du temps pour soi : Donner la priorité à la relaxation et à la recharge

Dans le monde trépidant d'aujourd'hui, il est facile de négliger ses propres besoins. Il est essentiel de consacrer régulièrement du temps à la relaxation et aux soins personnels pour gérer le stress et favoriser l'équilibre hormonal.

Comment cela fonctionne-t-il ? Pratiquer des activités qui vous plaisent, comme lire, écouter de la musique, prendre un bain chaud ou passer du temps dans la nature, peut vous aider à vous déstresser et à vous ressourcer.

Meilleures stratégies : Consacrez du temps à des activités qui vous apportent joie et paix, ne serait-ce que quelques minutes par jour.

8. Aide professionnelle : Rechercher des conseils et du soutien

Si vous avez du mal à gérer votre stress, n'hésitez pas à demander de l'aide à un professionnel.

Comment cela fonctionne-t-il ? Les thérapeutes, les conseillers et les autres professionnels de la santé mentale peuvent fournir des conseils et un soutien pour développer des mécanismes d'adaptation, réduire le stress et améliorer le bien-être général.

Meilleures stratégies : Prenez rendez-vous avec un professionnel de la santé mentale pour discuter de votre niveau de stress et recevoir des stratégies personnalisées.

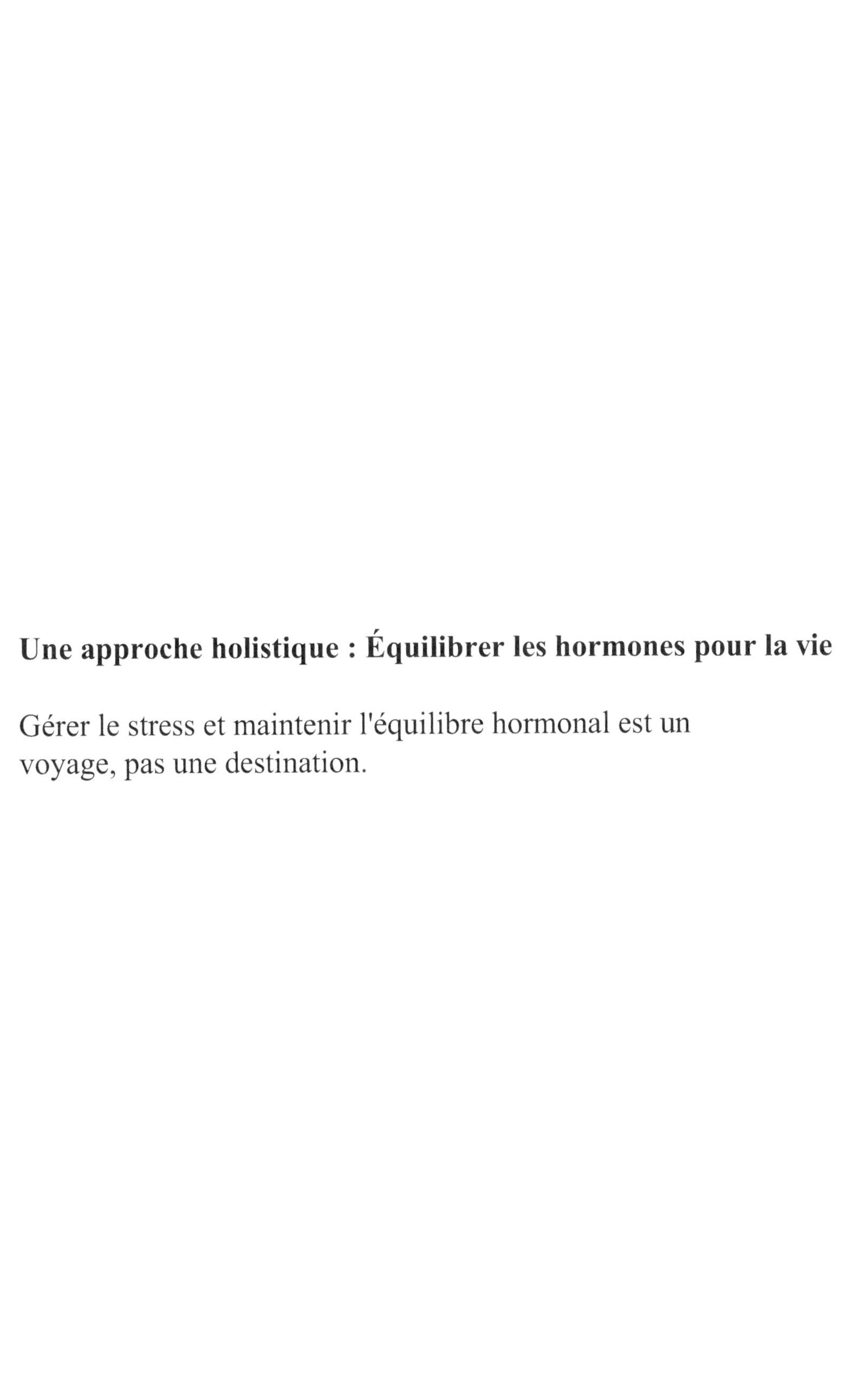

Une approche holistique : Équilibrer les hormones pour la vie

Gérer le stress et maintenir l'équilibre hormonal est un voyage, pas une destination.

Adoptez un état d'esprit holistique : L'intégration de changements dans le mode de vie, comme l'exercice, une alimentation saine et un sommeil adéquat, ainsi que des techniques de gestion du stress, comme la respiration profonde, la méditation et le contact avec les autres, est une approche puissante pour soutenir votre santé hormonale.

Écoutez votre corps : Soyez attentif aux signaux de votre corps et sachez reconnaître les signes de stress, tels que la fatigue, l'irritabilité, les difficultés à dormir et la baisse de la libido.

Demandez l'avis d'un professionnel : Consultez votre médecin ou un endocrinologue pour discuter de votre santé hormonale et recevoir des recommandations personnalisées.

En comprenant l'impact du stress sur nos hormones et en prenant des mesures proactives pour gérer le stress, nous pouvons cultiver un équilibre harmonieux au sein de notre corps, ce qui se traduit par une augmentation de l'activité physique.
de l'énergie, un meilleur sommeil, une meilleure humeur et un système immunitaire plus fort.

N'oubliez pas que prendre soin de notre bien-être mental et émotionnel est un investissement dans notre santé globale. En adoptant une approche holistique de la gestion du stress et en profitant de la puissance des mécanismes naturels de guérison de notre corps, nous pouvons mener une vie plus dynamique et plus épanouissante.

L'hormone de croissance et son importance pour la croissance musculaire et la réparation cellulaire

L'hormone de croissance, souvent appelée l'hormone "fontaine de jouvence", joue un rôle crucial dans la promotion de la croissance musculaire,
la réparation des tissus et la santé en général. Alors que la testostérone est souvent reconnue pour développer la masse musculaire, l'hormone de croissance agit comme une puissante co-star, orchestrant une symphonie de processus qui contribuent à un corps robuste et résistant.

L'hormone de croissance est le chef d'orchestre d'une cellule, qui dirige une équipe de musiciens, chacun apportant ses compétences uniques à une performance harmonieuse. Ces musiciens
Les musiciens comprennent les cellules de construction musculaire, les équipes de réparation des tissus et les régulateurs du métabolisme. L'hormone de croissance signale à ces cellules de travailler ensemble, ce qui stimule la synthèse des protéines musculaires, accélère la réparation des tissus et améliore la qualité de la vie.
l'efficacité métabolique.

Imaginez ce scénario : Vous soulevez des poids, poussant vos muscles à leurs limites. L'exercice déclenche la libération de l'hormone de croissance, qui envoie un message aux fibres musculaires : "Il est temps de se reconstruire, de devenir plus fort !" Les fibres musculaires réagissent alors en synthétisant de nouvelles protéines, ce qui augmente la masse et la force des muscles. Ce processus, connu sous le nom d'hypertrophie musculaire, est en partie stimulé par le puissant signal de l'hormone de croissance.

Au-delà de la construction musculaire, l'hormone de croissance excelle également dans la réparation des tissus. Pensez à une coupure, une éraflure ou un claquage.

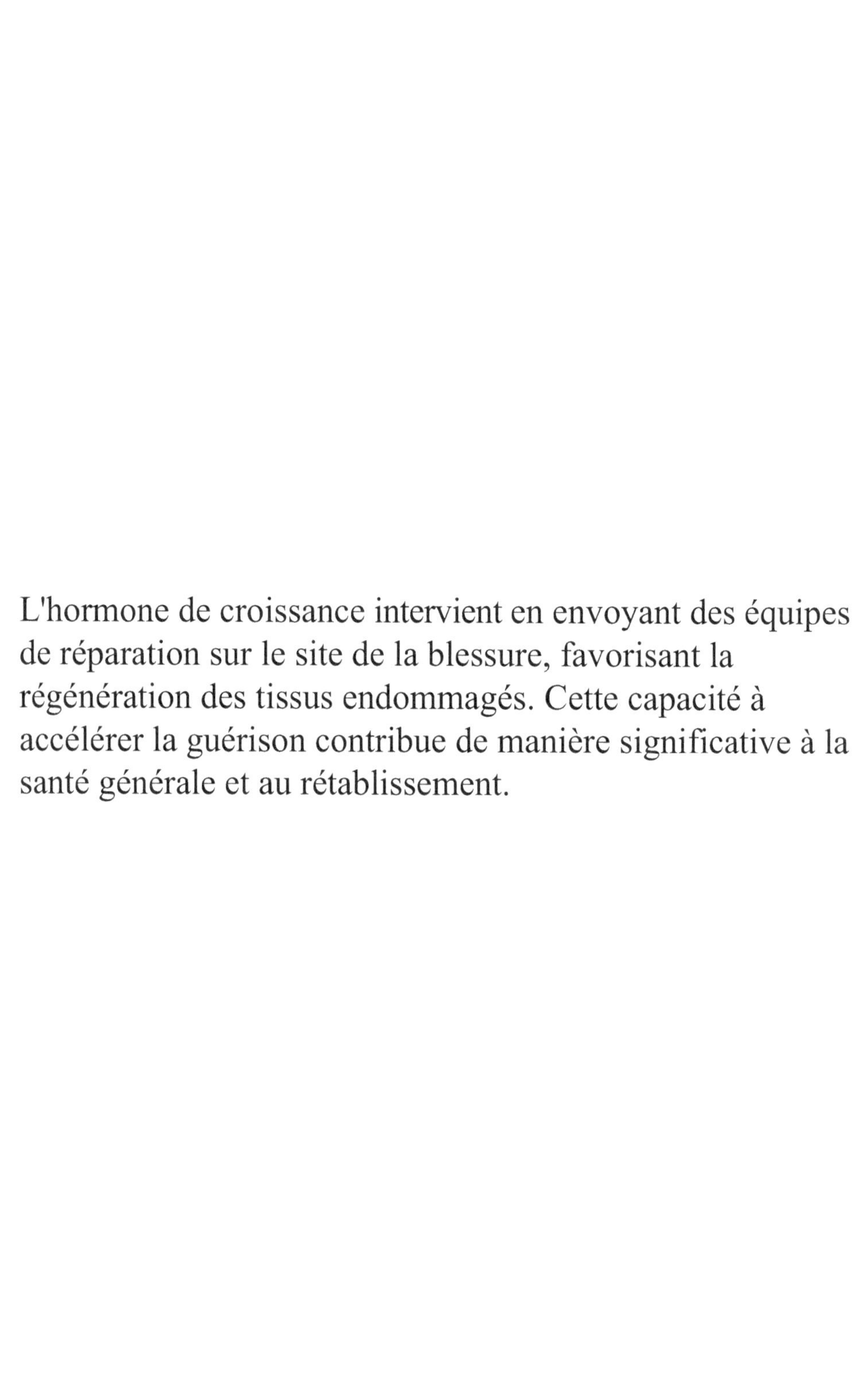

L'hormone de croissance intervient en envoyant des équipes de réparation sur le site de la blessure, favorisant la régénération des tissus endommagés. Cette capacité à accélérer la guérison contribue de manière significative à la santé générale et au rétablissement.

Outre la croissance et la réparation des muscles, l'hormone de croissance joue également un rôle crucial dans le maintien d'une densité osseuse saine. Elle stimule la production de collagène, une protéine essentielle à la construction d'os solides. Avec l'âge, l'hormone de croissance
diminuent naturellement, ce qui peut contribuer à la perte osseuse et à un risque accru de fractures.

Cependant, l'influence de l'hormone de croissance va au-delà du domaine physique. Elle influence également la santé mentale et les fonctions cognitives. Des études suggèrent qu'un taux optimal d'hormone de croissance
contribuent à rendre l'esprit plus vif, à améliorer la mémoire et l'humeur. L'hormone de croissance favorise la croissance et la réparation des cellules cérébrales, ce qui rend le cerveau plus résistant et plus agile.

Quels sont donc les facteurs qui influencent la production de cette hormone puissante ? La réponse se trouve dans une combinaison de modes de vie
les choix et les processus biologiques. Examinons ces facteurs en détail :

Le sommeil : La symphonie nocturne des hormones

Le sommeil est la phase préférée de l'hormone de croissance. Pendant le sommeil profond, l'organisme libère une grande quantité d'hormone de croissance, l'orchestre jouant ses notes les plus puissantes. Cette symphonie nocturne est essentielle à la construction musculaire, à la réparation des tissus et à l'amélioration de la santé en général.

Une routine de sommeil cohérente, visant 7 à 9 heures de sommeil de qualité par nuit, est essentielle pour maximiser la libération de l'hormone de croissance. Évitez les écrans en fin de soirée, créez un environnement relaxant pour vos

enfants.
et donner la priorité à un environnement de sommeil confortable.

Exercice : Le bâton du chef d'orchestre

L'exercice physique est un outil puissant pour stimuler la production d'hormones de croissance. Considérez votre séance d'entraînement comme le bâton du chef d'orchestre, qui dirige le corps pour qu'il produise davantage d'hormones de croissance.

Il a été démontré qu'un exercice vigoureux, en particulier un entraînement à la résistance, comme l'haltérophilie, augmente de manière significative les niveaux d'hormone de croissance.

L'intensité et la durée de votre entraînement sont importantes. L'entraînement par intervalles à haute intensité (HIIT), qui alterne de courtes périodes d'exercice intense et des périodes de repos, est particulièrement efficace pour déclencher la libération de l'hormone de croissance.

La nutrition : Le carburant de l'orchestre

Tout comme un musicien a besoin d'être nourri pour donner le meilleur de lui-même, votre corps a besoin des bons nutriments pour alimenter sa croissance
la production d'hormones. Une alimentation équilibrée, riche en protéines maigres, en graisses saines et en glucides complexes, fournit les éléments nécessaires à la croissance musculaire et à la santé générale.

Consommez des protéines à chaque repas, en privilégiant des sources telles que le poulet, le poisson, les haricots et le tofu. Consommez des graisses saines provenant d'avocats, de noix, de graines et d'huile d'olive, et optez pour des glucides complexes provenant de céréales complètes, de fruits et de légumes.

Le stress : Le perturbateur

Le stress chronique est l'antagoniste de la production d'hormone de croissance. Imaginez le stress comme une note discordante dans l'orchestre cellulaire, perturbant la

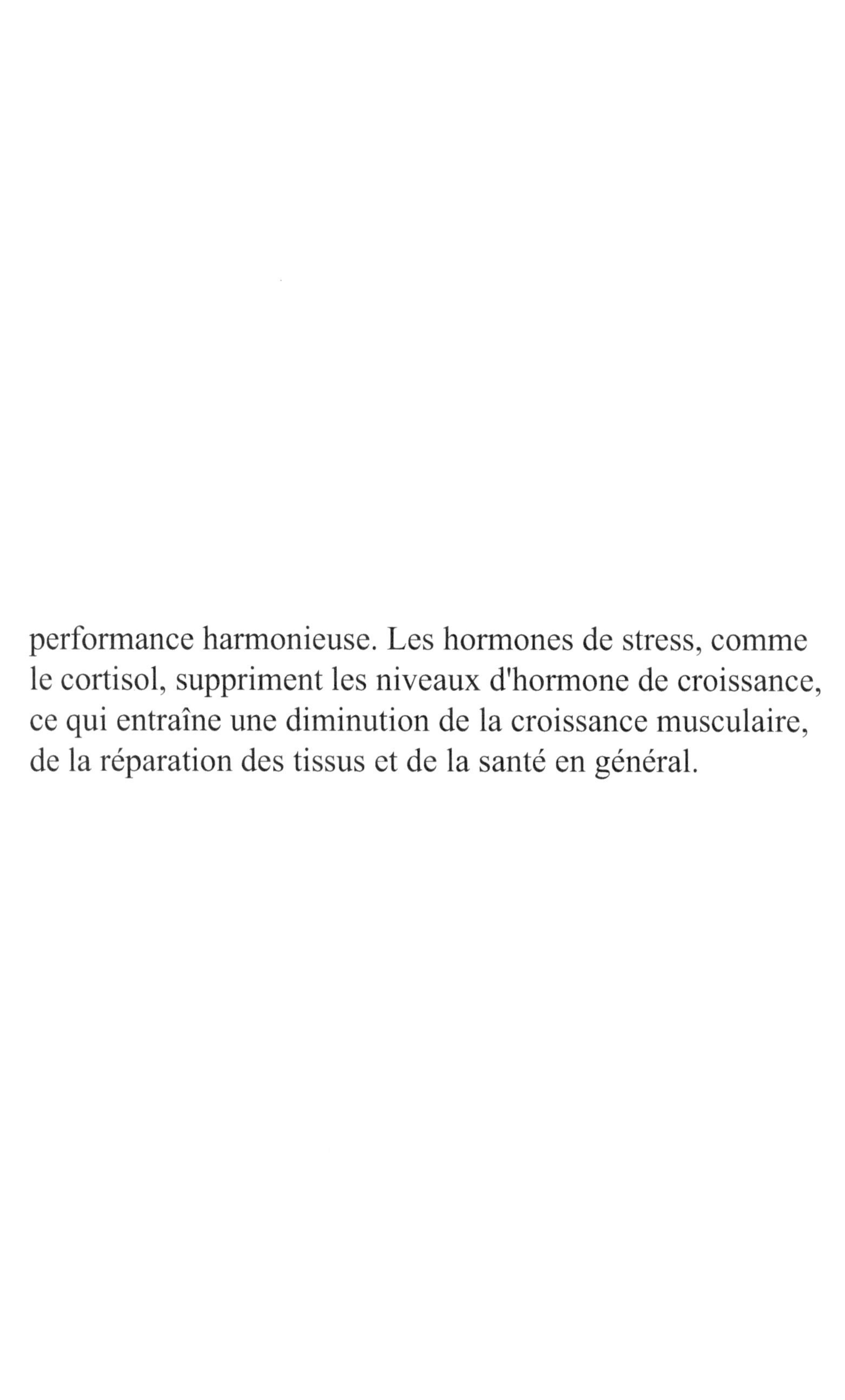

performance harmonieuse. Les hormones de stress, comme le cortisol, suppriment les niveaux d'hormone de croissance, ce qui entraîne une diminution de la croissance musculaire, de la réparation des tissus et de la santé en général.

Les techniques de gestion du stress, comme la méditation, le yoga, les exercices de respiration profonde et le temps passé dans la nature, sont essentielles pour maintenir des niveaux d'hormone de croissance sains.

L'âge : le déclin inéluctable

Avec l'âge, notre corps produit naturellement moins d'hormone de croissance. Ce déclin progressif commence au milieu de la vingtaine et se poursuit tout au long de la vie. Le processus de vieillissement n'est cependant pas un destin prédéterminé. Si nous ne pouvons pas arrêter l'horloge, nous pouvons en revanche adopter des modes de vie qui contribuent à maintenir des niveaux optimaux d'hormone de croissance.

Autres facteurs : L'ensemble

D'autres facteurs peuvent également influencer les niveaux d'hormone de croissance, notamment la génétique, certaines conditions médicales et même des médicaments.

La génétique : Vos gènes jouent un rôle dans la détermination de votre production naturelle d'hormone de croissance. Certains individus peuvent naturellement avoir des niveaux plus élevés que d'autres.

Conditions médicales : Certaines affections, telles que les maladies chroniques, les troubles du sommeil et les troubles de la thyroïde, peuvent avoir un impact sur les niveaux d'hormone de croissance.

Les médicaments : Certains médicaments, comme les corticostéroïdes, peuvent supprimer la production d'hormone de croissance.

Stratégies d'optimisation de la production d'hormones de croissance :

Donner la priorité au sommeil : Une routine de sommeil

cohérente, visant 7 à 9 heures de sommeil de qualité par nuit, est cruciale pour maximiser la libération de l'hormone de croissance.

Faites de l'exercice régulièrement : Intégrez des exercices vigoureux, en particulier des exercices de résistance, dans votre routine. L'entraînement par intervalles à haute intensité (HIIT) peut également s'avérer efficace.

Alimentez votre corps avec une alimentation équilibrée :
Privilégiez la consommation de protéines à chaque repas,
donnez la priorité aux graisses saines et incluez des glucides
complexes.

Gérer le stress : Adoptez des techniques de gestion du
stress, telles que la méditation, le yoga, les exercices de
respiration profonde et le temps passé dans la nature.

Consultez votre médecin : Si vous avez des inquiétudes
concernant vos niveaux d'hormone de croissance, consultez
votre fournisseur de soins de santé pour obtenir des conseils
personnalisés et des interventions potentielles.

Supplémentation en hormone de croissance : La controverse

La supplémentation en hormone de croissance a gagné en
popularité, en particulier chez les athlètes et les personnes
cherchant à
améliorer la croissance musculaire, augmenter l'énergie et
lutter contre le déclin lié à l'âge. Toutefois, il est essentiel de
comprendre les risques et les inconvénients potentiels
associés à la croissance.
la supplémentation en hormones.

Problèmes de sécurité : La supplémentation en hormone de
croissance à long terme peut présenter des risques pour la
santé, notamment la rétention d'eau, les douleurs articulaires,
le syndrome du canal carpien et un risque accru de certains
cancers.

Réglementation et éthique : L'utilisation de suppléments
d'hormone de croissance est strictement réglementée et
soulève souvent des questions éthiques, en particulier dans le
domaine du sport.

Efficacité : L'efficacité de la supplémentation en hormone
de croissance pour améliorer la croissance musculaire et
d'autres avantages fait l'objet d'un débat permanent.

Bien que la supplémentation en hormone de croissance
puisse offrir des avantages potentiels, il est essentiel de peser
soigneusement les risques et les avantages, et de toujours

consulter votre fournisseur de soins de santé avant
d'envisager toute forme de thérapie hormonale.

L'hormone de croissance et le vieillissement : Une fontaine de jouvence ?

Avec l'âge, les taux d'hormone de croissance diminuent naturellement, ce qui contribue à la perte musculaire, à la réduction de la densité osseuse et à la dégradation de la santé en général. Certaines personnes se tournent vers l'hormone de croissance
La supplémentation en hormones dans le but de combattre ces changements liés à l'âge et de conserver une apparence et une vitalité jeunes.

Cependant, si l'hormone de croissance joue un rôle important dans le maintien de la vigueur de la jeunesse, il est important de noter qu'il ne s'agit pas d'une solution miracle. Les choix de mode de vie jouent un rôle essentiel dans l'atténuation des effets du vieillissement.

Donner la priorité à l'exercice : L'exercice régulier, en particulier l'entraînement à la résistance, peut aider à maintenir la masse musculaire et la densité osseuse, atténuant ainsi le déclin lié à l'âge.

Adopter une alimentation saine : Une alimentation équilibrée et riche en nutriments, notamment en protéines, en graisses saines et en glucides complexes, favorise la santé et la vitalité générales.

Gérer le stress : Le stress chronique peut accélérer le vieillissement, il est donc essentiel de donner la priorité aux techniques de gestion du stress.

Optimiser le sommeil : Un sommeil adéquat est essentiel pour la production de l'hormone de croissance et la santé en général.

Bien que la supplémentation en hormone de croissance puisse offrir des avantages temporaires, il est essentiel de se concentrer sur l'adoption d'un mode de vie sain.
Une approche globale du vieillissement, qui englobe des choix de vie sains, une activité physique régulière, une alimentation équilibrée, la gestion du stress et un sommeil de qualité.

L'hormone de croissance : Une symphonie pour la vie

L'hormone de croissance est un remarquable chef d'orchestre, orchestrant une symphonie de processus qui contribuent à la robustesse et à la résistance de l'organisme. En comprenant les facteurs qui influencent les niveaux d'hormone de croissance, nous pouvons nous donner les moyens d'adopter les comportements suivants

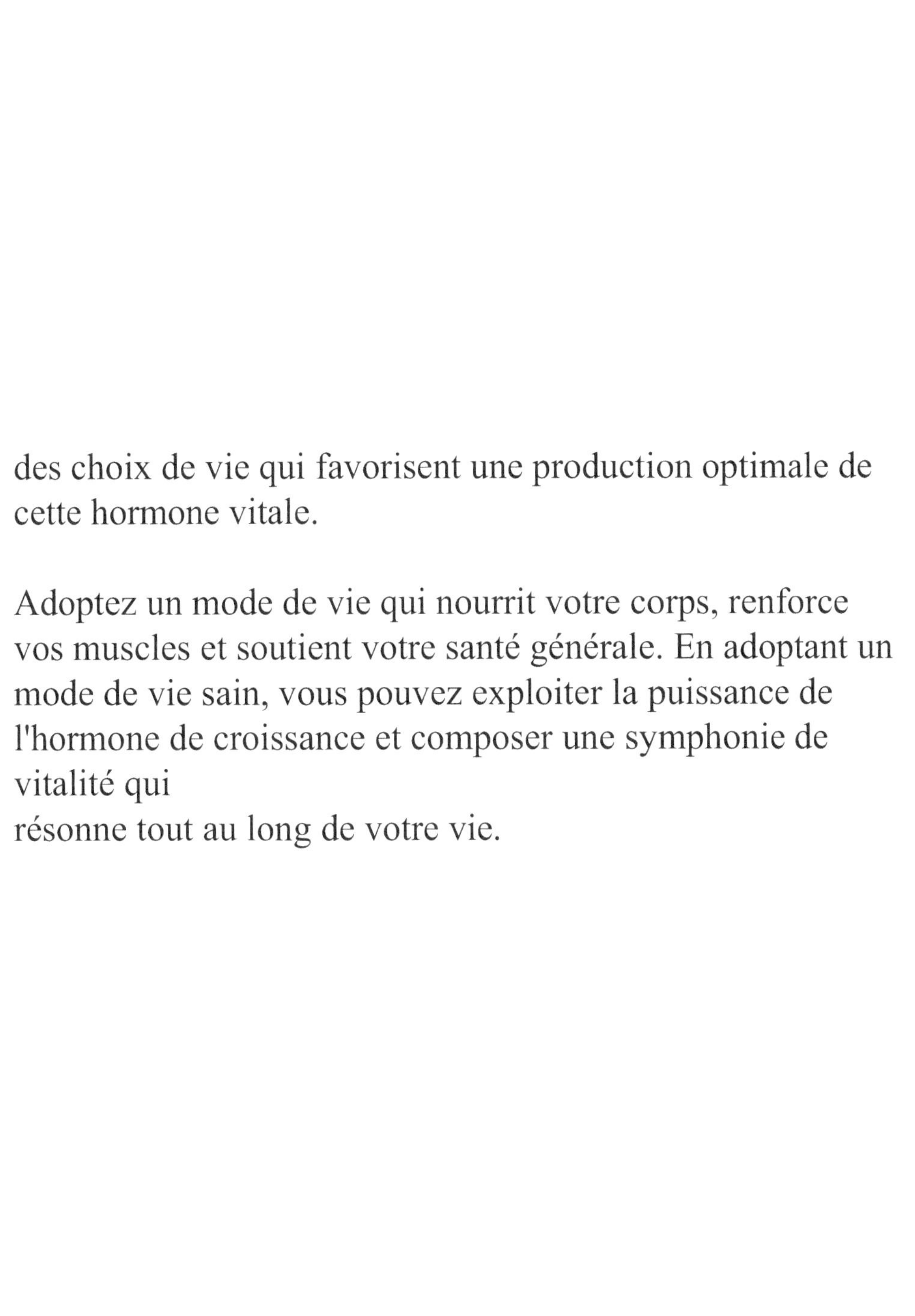

des choix de vie qui favorisent une production optimale de cette hormone vitale.

Adoptez un mode de vie qui nourrit votre corps, renforce vos muscles et soutient votre santé générale. En adoptant un mode de vie sain, vous pouvez exploiter la puissance de l'hormone de croissance et composer une symphonie de vitalité qui
résonne tout au long de votre vie.

L'impact de l'insuline Comprendre son lien avec la santé hormonale

L'insuline, une hormone produite par le pancréas, joue un rôle crucial dans la régulation du taux de sucre dans le sang. Après un repas, l'insuline
Le pancréas libère de l'insuline, qui aide le glucose (sucre) provenant des aliments à pénétrer dans les cellules pour y être utilisé comme source d'énergie. Lorsque les cellules deviennent résistantes à l'insuline, l'organisme a du mal à maintenir un taux de sucre normal dans le sang, ce qui conduit à un état connu sous le nom de résistance à l'insuline. Cette résistance peut avoir de lourdes conséquences
Les conséquences pour la santé des hommes sont importantes, car elles ont un impact non seulement sur leur bien-être métabolique, mais aussi sur leur équilibre hormonal.

Le lien entre la résistance à l'insuline et la testostérone est complexe. La résistance à l'insuline est souvent associée au syndrome métabolique, un ensemble de conditions qui augmentent le risque de maladie cardiaque, d'accident vasculaire cérébral et de diabète de type 2.
Ces conditions, à leur tour, peuvent entraîner une diminution de la consommation d'énergie.
la production de testostérone. Le lien entre la résistance à l'insuline et la production de testostérone réside dans l'interaction complexe entre plusieurs voies métaboliques.

La résistance à l'insuline perturbe le fonctionnement normal des cellules, entraînant une accumulation de glucose dans la circulation sanguine. Cet excès de glucose peut contribuer à l'inflammation, au stress oxydatif et à une baisse de la production d'enzymes clés.
impliqués dans la synthèse de la testostérone. Le déséquilibre hormonal qui en résulte peut avoir un impact

négatif sur le bien-être physique et émotionnel des hommes.

L'une des principales façons dont la résistance à l'insuline peut affecter la santé publique est la suivante
L'impact sur les cellules de Leydig dans les testicules permet de réduire le taux de testostérone. Ces cellules sont responsables de la production de testostérone. En présence d'une résistance à l'insuline, les cellules de Leydig

peuvent devenir moins efficaces pour produire de la testostérone. Cette diminution de la production de testostérone peut entraîner toute une série de symptômes, notamment une baisse de la libido, des troubles de l'érection, de la fatigue, des sautes d'humeur et une perte de masse musculaire.

L'impact de la résistance à l'insuline sur les niveaux de testostérone peut également être indirect, par le biais de son influence sur d'autres hormones. Par exemple, la résistance à l'insuline est souvent associée à un taux élevé de les niveaux de cortisol, l'hormone du stress. Des niveaux élevés de cortisol peuvent supprimer la production de testostérone, contribuant ainsi à des déséquilibres hormonaux.

La relation entre la résistance à l'insuline et les niveaux de testostérone est multiple. La résistance à l'insuline peut nuire directement à la production de testostérone dans les testicules et l'affecter indirectement par son influence sur d'autres hormones. Ces hormones
Les déséquilibres peuvent avoir des conséquences importantes sur la santé globale des hommes, en affectant leur bien-être physique et émotionnel.

Comprendre la relation entre la résistance à l'insuline et la santé métabolique

La santé métabolique fait référence à la capacité de l'organisme à utiliser efficacement l'énergie des aliments et à maintenir un taux de sucre stable dans le sang. Lorsque l'organisme devient résistant à l'insuline, il
La résistance à l'insuline s'efforce de maintenir cet équilibre métabolique, ce qui entraîne une cascade de problèmes de santé. La résistance à l'insuline est souvent un précurseur du syndrome métabolique, un ensemble de conditions qui augmentent le risque de maladies chroniques.

La résistance à l'insuline est souvent associée à une série de troubles métaboliques, notamment

Diabète de type 2 : La résistance à l'insuline est la cause principale du diabète de type 2. Lorsque les cellules ne réagissent pas correctement à l'insuline, la résistance à l'insuline est la cause principale du diabète de type 2.

Avec l'insuline, l'organisme a du mal à réguler le taux de sucre dans le sang, ce qui entraîne une élévation de la glycémie. Avec le temps, cette situation peut endommager les vaisseaux sanguins, les nerfs et les organes, contribuant ainsi à

diverses complications de santé.

Hypertension artérielle : la résistance à l'insuline est liée à l'hypertension artérielle, un facteur de risque important pour les maladies cardiaques et les accidents vasculaires cérébraux. Ce lien est complexe et implique divers mécanismes, notamment l'inflammation, le stress oxydatif et l'altération de la fonction vasculaire.

Triglycérides élevés : La résistance à l'insuline peut contribuer à l'augmentation des triglycérides, un type de graisse présent dans le sang.

Un taux élevé de triglycérides est associé à un risque accru de maladie cardiaque et d'autres troubles métaboliques.

Faible taux de cholestérol HDL : la résistance à l'insuline s'accompagne souvent d'un faible taux de cholestérol HDL, le "bon" cholestérol qui aide à éliminer le cholestérol LDL de la circulation sanguine. Un faible taux de cholestérol HDL augmente le risque de maladie cardiaque.

L'obésité : La résistance à l'insuline peut entraîner une prise de poids et l'obésité. Ce lien est complexe et implique des facteurs tels que la réduction de la dépense énergétique, l'augmentation du stockage des graisses et l'altération de la régulation de l'appétit.

Le lien entre la résistance à l'insuline et la santé métabolique souligne l'importance du maintien de la santé métabolique. l'équilibre pour un bien-être global. Lorsque l'organisme devient résistant à l'insuline, il déclenche une réaction en chaîne de problèmes de santé, y compris des déséquilibres hormonaux, qui peuvent avoir un impact significatif sur la qualité de vie des hommes.

L'impact de la résistance à l'insuline sur l'équilibre hormonal

Les conséquences de la résistance à l'insuline vont au-

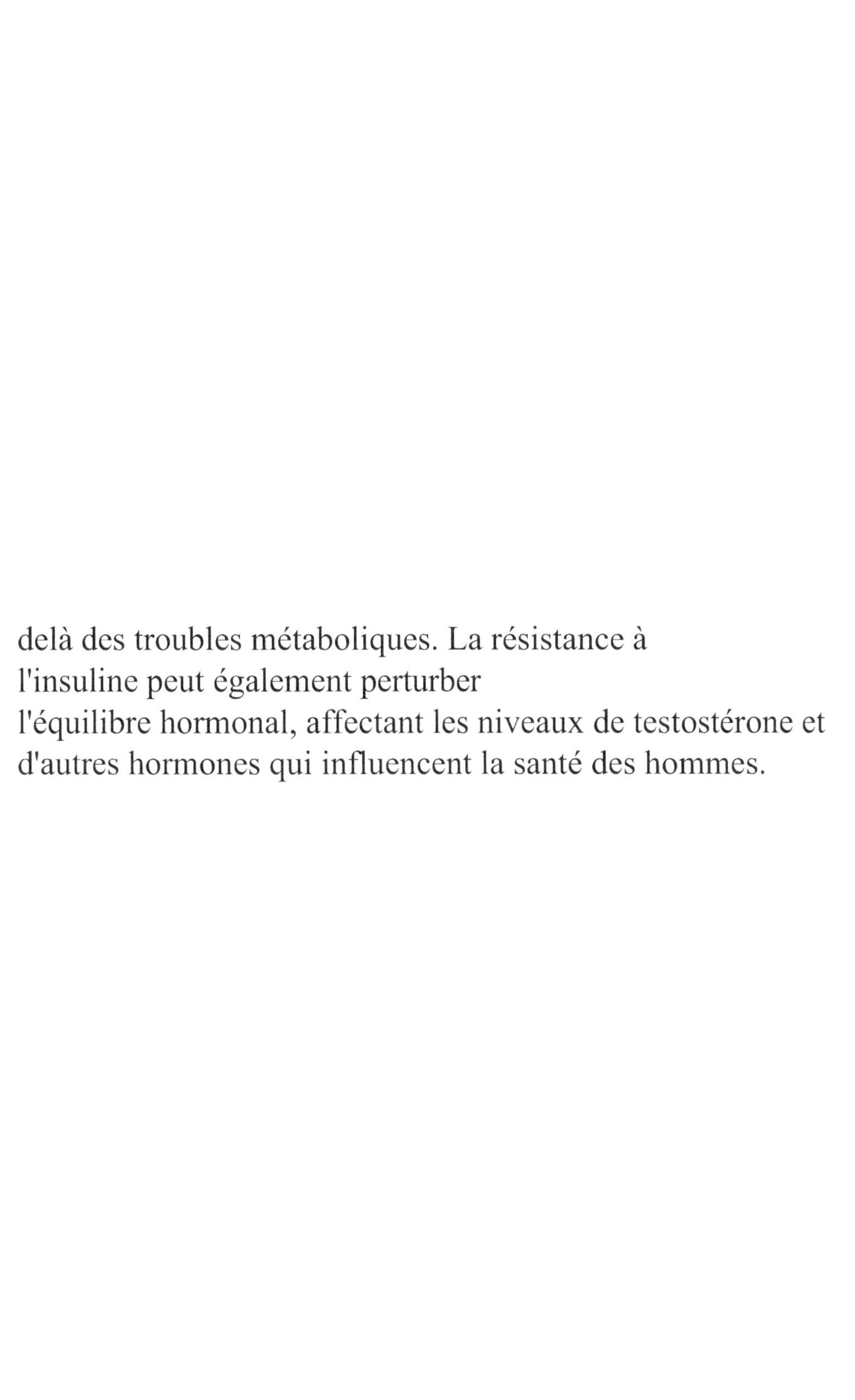

delà des troubles métaboliques. La résistance à
l'insuline peut également perturber
l'équilibre hormonal, affectant les niveaux de testostérone et
d'autres hormones qui influencent la santé des hommes.

Impact sur la production de testostérone :

Comme nous l'avons vu précédemment, la résistance à l'insuline peut affecter directement
La production de testostérone en altérant la fonction des cellules de Leydig dans les testicules. Cela entraîne une diminution de la synthèse de la testostérone, ce qui contribue à des symptômes tels qu'une baisse de la libido, dysfonctionnement érectile, fatigue, sautes d'humeur et perte de masse musculaire.

Influence sur les autres hormones :

La résistance à l'insuline peut également avoir un impact sur d'autres hormones impliquées dans la santé masculine, notamment :

Cortisol : la résistance à l'insuline est souvent associée à des niveaux élevés de cortisol, l'hormone du stress. Un taux élevé de cortisol peut supprimer davantage la production de testostérone, exacerbant ainsi les déséquilibres hormonaux.
Hormone de croissance : La résistance à l'insuline peut entraver la production et la fonction de l'hormone de croissance. L'hormone de croissance est
essentielle à la croissance musculaire, à la réparation des tissus et à la santé en général. Une baisse des niveaux d'hormone de croissance peut contribuer à la perte musculaire liée à l'âge, à la réduction des niveaux d'énergie et à l'altération de l'état de santé.
la fonction cognitive.
Globuline liant les hormones sexuelles (SHBG) : La résistance à l'insuline peut affecter les niveaux de SHBG.
La SHBG se lie aux
testostérone dans la circulation sanguine, ce qui la rend indisponible pour l'organisme.
l'utilisation par les cellules. Les changements dans les niveaux de SHBG peuvent avoir un impact sur la quantité de testostérone libre circulant dans le corps.

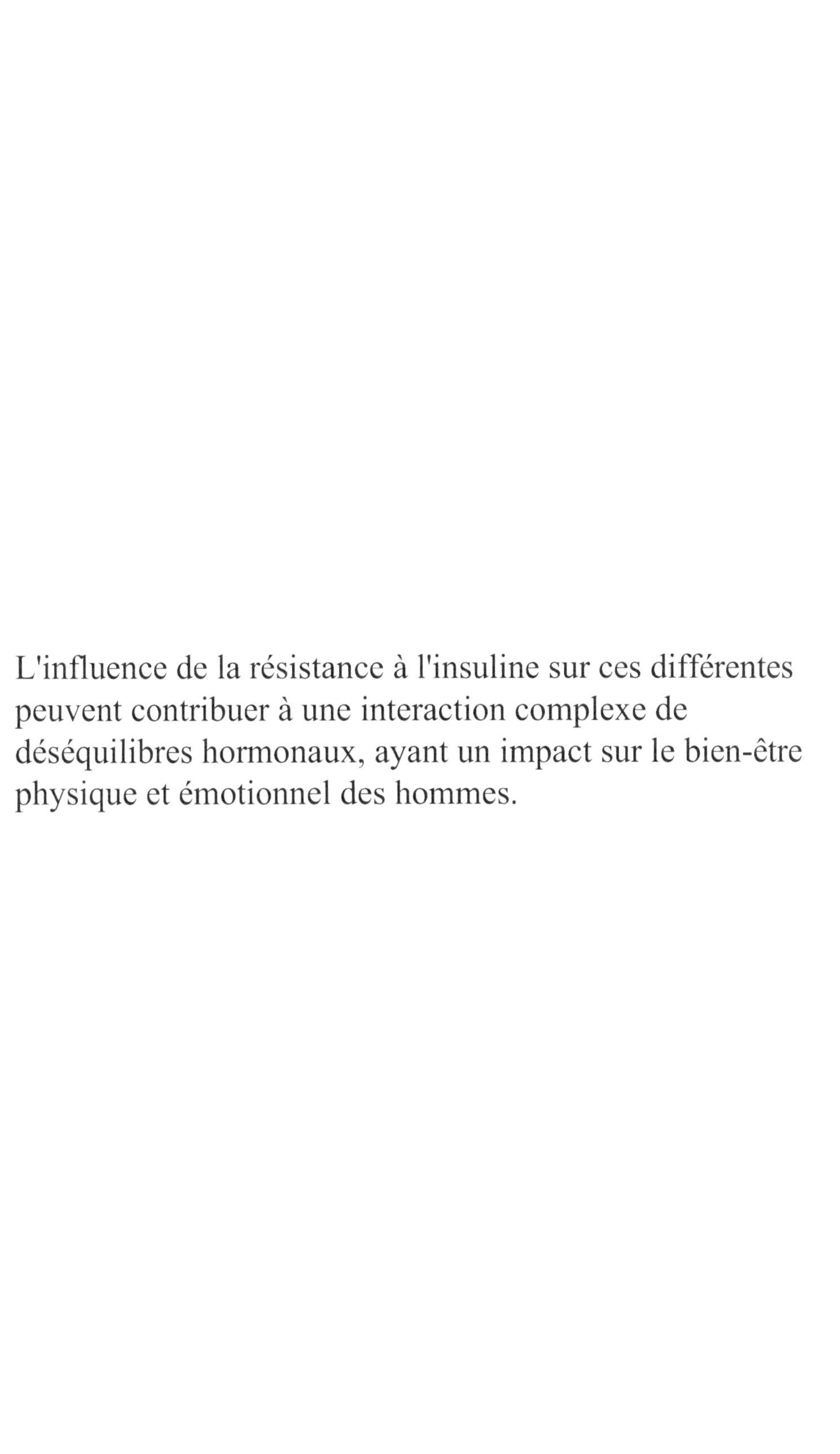

L'influence de la résistance à l'insuline sur ces différentes peuvent contribuer à une interaction complexe de déséquilibres hormonaux, ayant un impact sur le bien-être physique et émotionnel des hommes.

Modifications du mode de vie pour lutter contre la résistance à l'insuline

Le traitement de la résistance à l'insuline est essentiel pour maintenir l'équilibre hormonal et la santé en général. Bien que la médecine
des interventions peuvent être nécessaires dans certains cas, le mode de vie
jouent un rôle essentiel dans la prévention et la gestion de la résistance à l'insuline.

Régime alimentaire et exercice physique :

Modifications du régime alimentaire : Une alimentation saine est essentielle pour gérer la résistance à l'insuline. Privilégier les aliments entiers et non transformés, tels que les fruits, les légumes, les protéines maigres et les graisses saines, peut aider à réguler la glycémie et à améliorer la sensibilité à l'insuline. Il est essentiel de limiter les aliments transformés, les boissons sucrées et les graisses malsaines.
L'exercice physique régulier : Une activité physique régulière peut améliorer la sensibilité à l'insuline, renforcer la santé métabolique et favoriser la perte de poids, ce qui est bénéfique pour la gestion de la résistance à l'insuline. Essayez de faire au moins 30 minutes d'exercice d'intensité modérée la plupart des jours de la semaine.

Autres facteurs liés au mode de vie :

Gestion du stress : Le stress chronique peut contribuer à la résistance à l'insuline. Il est essentiel de trouver des moyens sains de gérer le stress, comme le yoga, la méditation ou le fait de passer du temps dans la nature.
Un sommeil suffisant : Dormir suffisamment est essentiel pour réguler les niveaux d'hormones, y compris l'insuline. Visez 7 à 8 heures de sommeil de qualité chaque nuit.
Un poids sain : Le maintien d'un poids sain est essentiel pour gérer la résistance à l'insuline. Perdre ne serait-ce qu'un peu de poids peut améliorer de manière significative la

sensibilité à l'insuline.

Interventions médicales :

Bien que les modifications du mode de vie soient souvent efficaces pour gérer la résistance à l'insuline, certaines personnes peuvent avoir besoin d'interventions médicales. Celles-ci peuvent inclure

Metformine : Ce médicament est généralement prescrit pour améliorer la sensibilité à l'insuline et gérer la glycémie chez les personnes présentant une résistance à l'insuline et un diabète de type 2.

Autres médicaments : D'autres médicaments, tels que Les thiazolidinediones (TZD) ou les agonistes des récepteurs du GLP-1 peuvent être utilisés pour traiter la résistance à l'insuline et les problèmes de santé qui y sont associés.

Conclusion :

La résistance à l'insuline est une affection complexe qui a des conséquences considérables sur la santé des hommes. Elle peut perturber l'équilibre métabolique, entraînant des maladies chroniques, et peut également avoir un impact significatif sur l'équilibre hormonal, en particulier sur le système immunitaire.

les niveaux de testostérone. Cependant, la bonne nouvelle est que les modifications du mode de vie jouent un rôle essentiel dans la prévention et la gestion de la résistance à l'insuline. En faisant des choix sains en matière d'alimentation, d'exercice, de gestion du stress et de sommeil, les hommes peuvent améliorer leur sensibilité à l'insuline, maintenir l'équilibre hormonal, et

améliorer leur bien-être général.

L'importance de la santé intestinale L'influence du microbiome sur les hormones

Imaginez votre intestin comme une métropole animée, grouillante de
Des trillions d'habitants microscopiques - bactéries, virus, champignons, etc. Ces minuscules créatures, connues collectivement sous le nom de microbiome intestinal, sont plus que de simples passagers ; elles jouent un rôle essentiel dans l'orchestration de diverses fonctions corporelles, y compris l'équilibre hormonal.

Cet écosystème complexe situé dans votre tube digestif n'est pas un simple spectateur passif ; c'est un acteur dynamique et influent dans la symphonie de vos hormones. Les bactéries présentes dans votre intestin, en particulier, possèdent une capacité remarquable à communiquer avec votre système endocrinien - le réseau de glandes responsables de la production d'hormones.

L'une des principales façons dont le microbiome intestinal influence vos hormones est par son impact sur la production d'hormones clés.
des enzymes et des métabolites. Ces messagers biochimiques agissent comme des signaux de communication entre l'intestin et les glandes productrices d'hormones. Par exemple, certaines bactéries intestinales peuvent produire des enzymes qui convertissent les précurseurs alimentaires en des hormones actives, influençant les niveaux d'œstrogène, de testostérone et d'autres hormones circulant dans le sang.

Le microbiome intestinal joue également un rôle essentiel dans le métabolisme des hormones. Il peut influencer la décomposition, l'absorption et l'élimination des hormones, ce qui permet de régler avec précision leur activité dans l'organisme. Cette danse complexe entre l'intestin et le système endocrinien souligne l'importance de maintenir un microbiome intestinal sain pour un équilibre hormonal optimal.

La connexion intestin-cerveau : Comment l'intestin influence votre humeur et vos hormones

L'axe intestin-cerveau est un réseau complexe de communication entre le système digestif et le système nerveux central. Cette connexion est facilitée par le nerf vague, un long nerf qui s'étend du cerveau à l'intestin, et par la libération de neurotransmetteurs et d'hormones par l'intestin et le cerveau.

Le microbiome intestinal est profondément lié à ce réseau de communication. Les bactéries de l'intestin produisent des neurotransmetteurs tels que la sérotonine et la dopamine, qui sont essentiels pour réguler l'humeur, le sommeil, l'appétit et même le système nerveux central.
les fonctions cognitives. Ces neurotransmetteurs ne se contentent pas de
influencent votre état mental, mais aussi la production et l'activité d'hormones comme le cortisol, l'hormone du stress, et la testostérone, l'hormone sexuelle masculine.

Le rôle de l'inflammation intestinale dans les déséquilibres hormonaux

Un microbiome intestinal sain est essentiel pour maintenir une réponse inflammatoire équilibrée. Lorsque l'intestin est perturbé, il peut s'enflammer, entraînant une cascade d'effets qui peuvent avoir un impact sur l'équilibre hormonal. L'inflammation chronique de l'intestin a été associée à une augmentation du taux de cortisol, à une réduction de l'activité de l'organisme et à une diminution de l'activité physique.
les niveaux de testostérone et les perturbations d'autres niveaux d'hormones.

Comment entretenir un microbiome intestinal sain pour un équilibre hormonal optimal ?

Maintenant que vous comprenez le lien profond qui existe entre votre intestin et vos hormones, explorons les moyens pratiques de favoriser un microbiome intestinal sain :

1. Une alimentation riche en fibres : Une alimentation riche en fibres est comme un festin pour les bactéries bénéfiques de votre intestin. Les fibres agissent comme des prébiotiques, nourrissant ces microbes bénéfiques et favorisant leur croissance. Incluez dans votre alimentation une grande quantité de fruits, de légumes, de céréales complètes, de légumineuses et de noix.

2. Aliments riches en probiotiques : Les probiotiques sont des bactéries vivantes qui peuvent être bénéfiques pour la santé de l'intestin. Incorporez des aliments fermentés comme le yaourt, le kéfir, la choucroute, le kimchi et le kombucha à votre alimentation pour introduire ces bactéries bénéfiques dans votre intestin.

3. Limitez les aliments transformés et le sucre : Les aliments transformés, les boissons sucrées et les glucides raffinés peuvent perturber l'équilibre de votre microbiome intestinal, favorisant la croissance de bactéries nocives et contribuant à l'inflammation.

4. Gérer le stress : Le stress chronique peut avoir un effet néfaste sur le microbiome intestinal, en perturbant l'équilibre entre les bactéries bénéfiques et les bactéries nocives. Pratiquez des activités qui réduisent le stress, comme le yoga, la méditation ou le temps passé dans la nature.

5. Un sommeil adéquat : Un sommeil de qualité est essentiel pour la santé intestinale et l'équilibre hormonal. Visez 7 à 9 heures de sommeil ininterrompu chaque nuit pour favoriser la santé intestinale.
microbiome et la production optimale d'hormones.

6. Évitez la consommation excessive d'alcool : La consommation excessive d'alcool peut endommager la paroi de votre intestin, entraînant une inflammation et perturbant l'équilibre de votre microbiome intestinal.

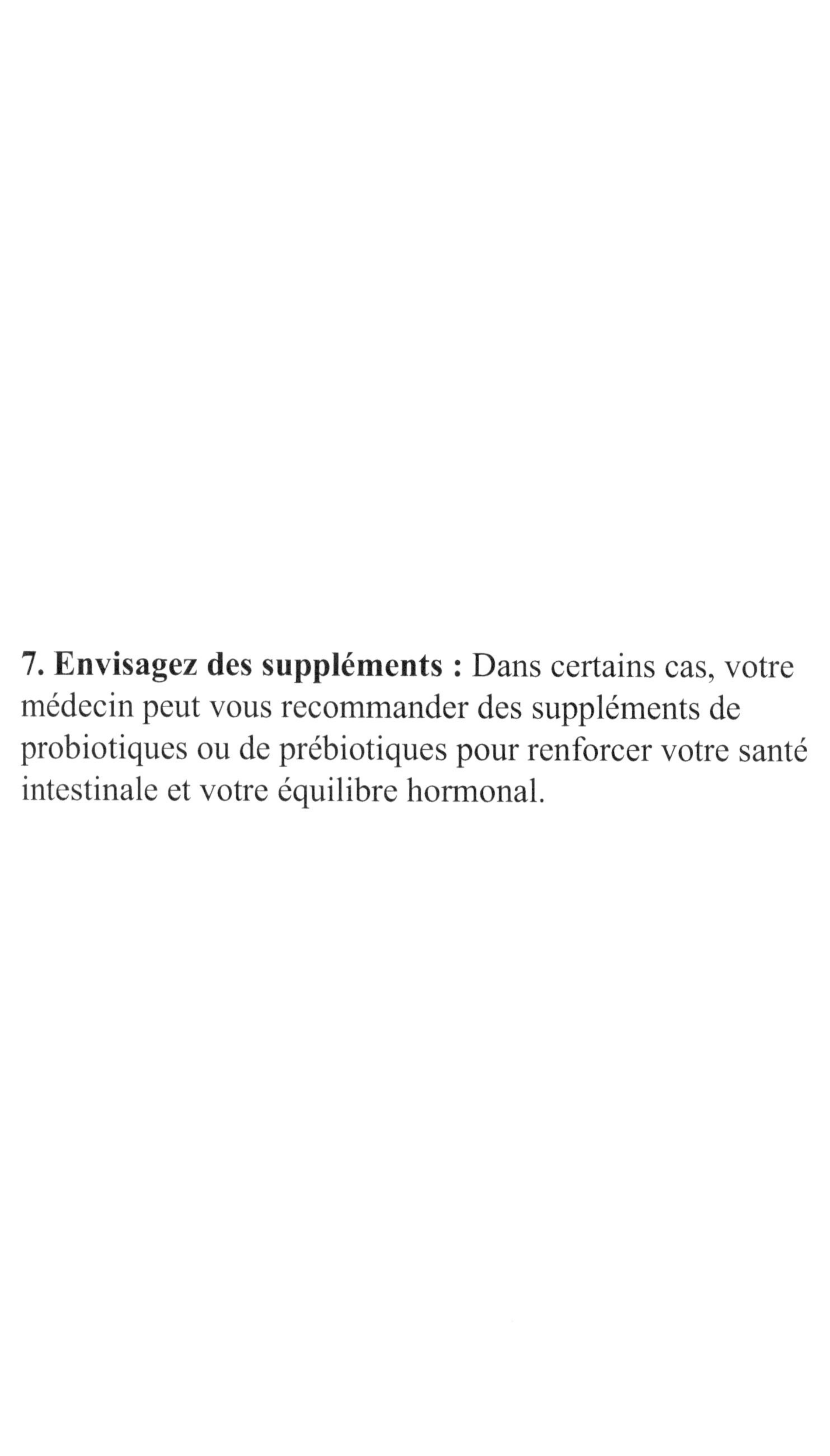

7. Envisagez des suppléments : Dans certains cas, votre médecin peut vous recommander des suppléments de probiotiques ou de prébiotiques pour renforcer votre santé intestinale et votre équilibre hormonal.

8. Maintenir un poids sain : L'obésité est liée à un déséquilibre du microbiome intestinal, ce qui contribue à l'inflammation et à la perturbation des niveaux hormonaux.

Le microbiome intestinal - un allié puissant pour la santé hormonale

Prendre soin de son intestin n'est pas seulement une question de santé digestive ; c'est un pilier fondamental du bien-être général, y compris de l'équilibre hormonal. En entretenant un microbiome intestinal diversifié et florissant, vous pouvez créer un environnement harmonieux pour que vos hormones s'épanouissent et soutiennent votre santé physique, mentale et émotionnelle.

Hormones et humeur Le lien entre la chimie et l'émotion

Notre corps est une symphonie de systèmes interconnectés, dont les hormones sont les chefs d'orchestre, orchestrant une danse délicate de messagers chimiques qui régulent pratiquement tous les aspects de notre santé et de notre bien-être. Cet équilibre délicat est particulièrement crucial lorsqu'il s'agit de notre état mental, car les hormones sont des messagers chimiques qui régulent pratiquement tous les aspects de notre santé et de notre bien-être.

Les hormones jouent un rôle essentiel dans la formation de nos humeurs, de nos émotions et de notre résistance mentale globale.

Tout comme une composition musicale peut évoquer un éventail de sentiments, allant de mélodies joyeuses à des harmonies mélancoliques, notre symphonie hormonale peut influencer notre paysage émotionnel de manière profonde. Lorsque notre orchestre hormonal est en harmonie, nous ressentons un sentiment d'équilibre, caractérisé par une humeur équilibrée, des niveaux d'énergie stables et un esprit clair. Cependant, lorsque cette symphonie est perturbée, les conséquences peuvent être considérables et avoir un impact sur notre stabilité émotionnelle, nous rendant vulnérables aux sautes d'humeur, à l'anxiété, à la dépression et à d'autres problèmes de santé mentale.

Le lien entre le cerveau et les hormones : Une voie à double sens

L'interaction complexe entre notre cerveau et nos hormones est une danse fascinante, un dialogue constant qui façonne nos pensées, nos émotions et nos comportements. Notre cerveau, centre de commandement de notre système nerveux, produit une vaste gamme de neurotransmetteurs, des messagers chimiques qui relaient les signaux entre les cellules nerveuses. Ces neurotransmetteurs sont essentiels pour réguler notre humeur, notre sommeil, notre appétit et d'innombrables autres fonctions corporelles.

Mais l'histoire ne s'arrête pas là. Les hormones, sécrétées par les diverses glandes de notre corps, jouent également un rôle essentiel dans ce réseau de communication complexe. Certaines hormones,
comme la testostérone et les œstrogènes, influencent directement la production et l'activité des neurotransmetteurs dans le cerveau, tandis que d'autres, comme le cortisol, agissent en tant que messagers qui, à leur tour, influencent la production et l'activité des neurotransmetteurs.
communiquent les niveaux de stress au cerveau, déclenchant une cascade de réponses.

La relation entre les hormones et le fonctionnement du cerveau est à double sens. Nos pensées, nos émotions et notre niveau de stress peuvent influencer la production d'hormones, tandis que la fluctuation des taux d'hormones peut avoir un impact sur le fonctionnement du cerveau.
peuvent avoir un impact direct sur notre humeur, notre cognition et notre comportement. Cette interaction cyclique souligne l'importance de comprendre le lien entre le corps et l'esprit et la façon dont notre bien-être émotionnel est intimement lié à notre paysage hormonal.

La testostérone : L'hormone de la motivation et du dynamisme

La testostérone, souvent appelée "hormone mâle", joue un rôle central dans le développement physique et la fonction sexuelle de l'homme, mais son influence s'étend bien au-delà de ces domaines. La testostérone exerce également une influence puissante sur notre état mental, en influençant notre motivation, notre dynamisme, nos niveaux d'énergie et même notre humeur.

Imaginez la testostérone comme un chef d'orchestre puissant, dirigeant l'orchestre de nos fonctions mentales et physiques. Lorsque la

Lorsque les niveaux de testostérone sont optimaux, nous nous sentons énergisés, concentrés et prêts à relever des défis. Nous éprouvons un sentiment de motivation, une volonté d'atteindre nos objectifs et une vision positive de la vie.

Cependant, lorsque le taux de testostérone descend en dessous de son niveau optimal, la musique change. Nous pouvons ressentir une baisse d'énergie, un manque de motivation et des difficultés de concentration. Notre humeur peut devenir plus volatile, avec une irritabilité accrue et un manque de confiance en soi.
des sentiments de tristesse.

L'impact de la testostérone sur l'humeur peut être particulièrement prononcé dans les situations de stress chronique, car le stress
peuvent supprimer la production de testostérone, entraînant un cercle vicieux de baisse de moral et d'augmentation du stress.

L'œstrogène : Plus qu'une simple hormone féminine

Bien qu'ils soient souvent associés à la santé reproductive de la femme, les œstrogènes jouent également un rôle essentiel dans la santé de l'homme. L'influence des œstrogènes s'étend à notre bien-être mental. Les œstrogènes contribuent à réguler l'humeur, la mémoire et les fonctions cognitives.
Les déséquilibres des niveaux d'œstrogènes peuvent contribuer aux sautes d'humeur, à l'anxiété et même à la dépression.

Chez l'homme, les œstrogènes sont principalement produits par les testicules, mais aussi, en plus petites quantités, par les glandes surrénales. Les niveaux d'œstrogènes sont généralement plus faibles chez les hommes que chez les femmes, mais ils sont essentiels au maintien d'une densité osseuse saine, d'une bonne santé cardiovasculaire et d'un bien-être général.

Lorsque les niveaux d'œstrogènes se situent dans leur plage optimale, nous
éprouver un sentiment d'équilibre émotionnel, avec une humeur stable,

et un esprit clair. Cependant, lorsque les niveaux d'œstrogènes fluctuent, nous pouvons ressentir des sautes d'humeur, de l'irritabilité, de l'anxiété et même de la dépression.

Le cortisol : L'hormone du stress

Le cortisol, souvent appelé "hormone du stress", joue un rôle crucial dans la réaction de lutte ou de fuite de notre organisme, nous aidant à faire face à des situations difficiles. Cependant, lorsque le cortisol
sont chroniquement élevés en raison d'un stress prolongé, ils peuvent avoir des effets dévastateurs sur notre santé mentale et physique.

Imaginez le cortisol comme un chef d'orchestre débordé par un orchestre chaotique. Lorsque le taux de cortisol est chroniquement élevé, l'organisme subit une cascade de réactions liées au stress, notamment une accélération du rythme cardiaque, une élévation de la tension artérielle et une suppression de la fonction immunitaire. Ces réactions peuvent entraîner des sentiments d'anxiété, d'irritabilité, des troubles du sommeil et des difficultés de concentration.

Le stress chronique et les niveaux élevés de cortisol peuvent également perturber le fonctionnement de l'organisme. l'équilibre délicat d'autres hormones, telles que la testostérone et l'œstrogène, ce qui exacerbe les fluctuations de l'humeur et les problèmes de santé mentale.

L'impact des déséquilibres hormonaux sur l'humeur

Lorsque notre symphonie hormonale est déréglée, elle peut avoir un impact profond sur notre bien-être mental et émotionnel, se manifestant par toute une série de symptômes, notamment

Sautes d'humeur : Les fluctuations hormonales peuvent entraîner des

des changements d'humeur, allant d'un sentiment d'euphorie à une profonde tristesse, souvent sans déclencheur clair.

Anxiété : les déséquilibres hormonaux peuvent accroître les sentiments d'inquiétude, de tension et d'appréhension, ce qui rend difficile la détente et la concentration.

La dépression : De faibles niveaux de certaines hormones, telles que la testostérone et la sérotonine, peuvent contribuer à une dépression persistante.

des sentiments de tristesse, de désespoir et de perte d'intérêt pour des activités autrefois agréables.

Irritabilité : les déséquilibres hormonaux peuvent nous rendre plus facilement frustrés et agités, ce qui entraîne une augmentation des conflits et des relations tendues.

Fatigue : De faibles niveaux de testostérone et d'hormones thyroïdiennes peuvent entraîner des sensations persistantes de fatigue, un manque d'énergie et des difficultés à passer la journée.

Difficultés de concentration : Les déséquilibres hormonaux peuvent affecter les fonctions cérébrales, rendant difficile la concentration, la mémorisation et la prise de décision.

Troubles du sommeil : Les fluctuations hormonales peuvent perturber les habitudes de sommeil, rendant difficile l'endormissement, le maintien du sommeil ou un sommeil réparateur.

Stratégies de gestion des déséquilibres hormonaux et de l'humeur

Les fluctuations hormonales font naturellement partie de la vie, mais il existe plusieurs stratégies pour favoriser une bonne santé.

et d'améliorer notre bien-être mental :

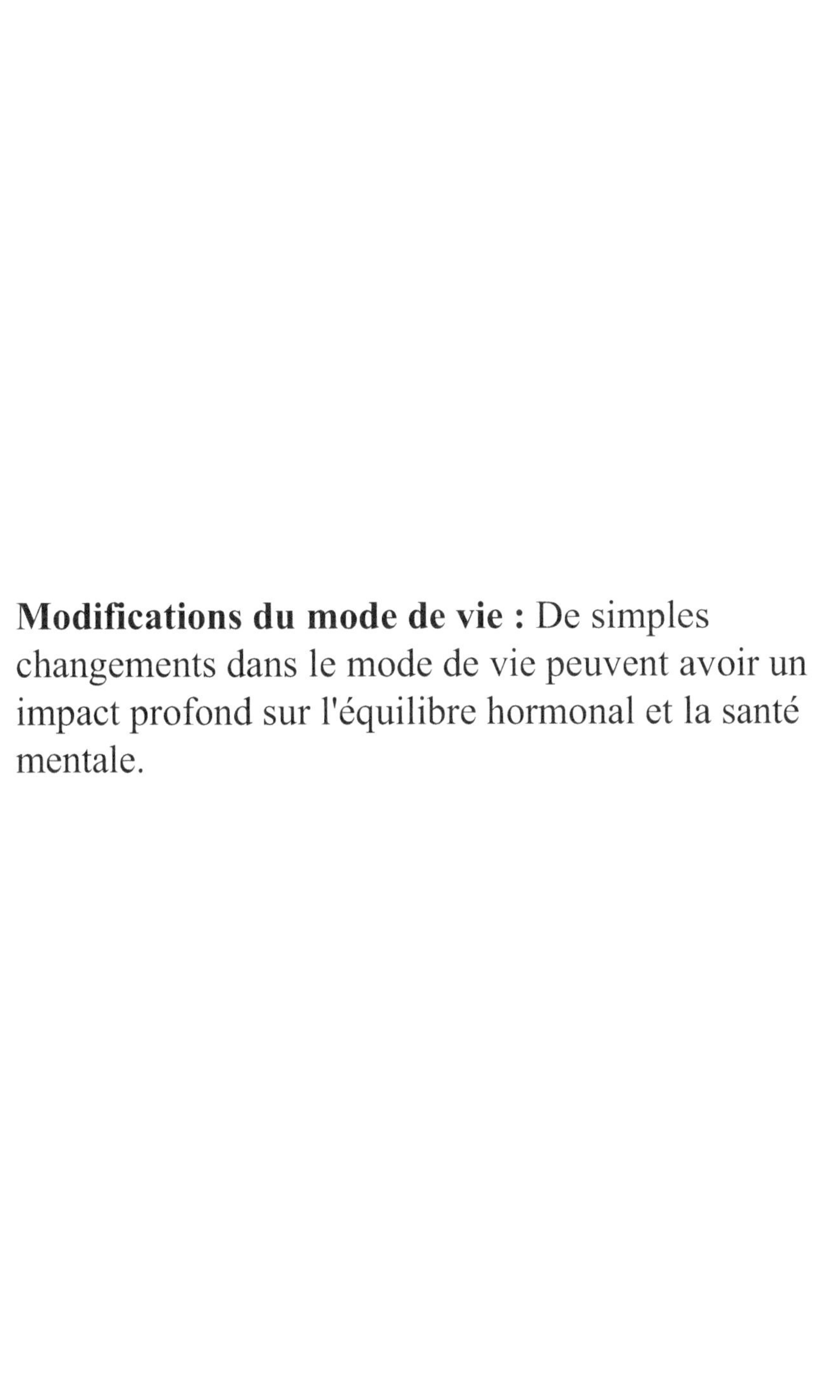

Modifications du mode de vie : De simples changements dans le mode de vie peuvent avoir un impact profond sur l'équilibre hormonal et la santé mentale.

santé. Ces changements sont les suivants

Exercice régulier : Pratiquer une activité physique régulière aide à réguler la production d'hormones, à réduire le niveau de stress et à améliorer l'humeur.

Une alimentation saine : Une alimentation équilibrée, riche en fruits, en légumes et en protéines maigres, peut favoriser le bon fonctionnement des hormones et fournir des nutriments essentiels à la régulation de l'humeur.

Un sommeil suffisant : Dormir suffisamment est essentiel pour la production et le rétablissement des hormones. Visez 7 à 8 heures de sommeil de qualité chaque nuit pour favoriser l'équilibre de l'humeur et l'amélioration des fonctions cognitives.

Gestion du stress : Le stress chronique peut perturber considérablement l'équilibre hormonal et avoir un impact négatif sur l'humeur. La pratique de techniques de réduction du stress, telles que la méditation, les exercices de respiration profonde et le yoga, peut contribuer à rétablir l'équilibre hormonal et à améliorer le bien-être émotionnel.

Limitez votre consommation d'alcool et de caféine : Une consommation excessive d'alcool et de caféine peut perturber les habitudes de sommeil et la production d'hormones, ce qui a un impact négatif sur l'humeur et la clarté mentale.

Supplémentation : Dans certains cas, la prise de certains nutriments ou plantes peut contribuer à l'équilibre hormonal et à l'amélioration de l'humeur. Consultez toujours votre fournisseur de soins de santé avant de commencer à prendre de nouveaux suppléments, car ils peuvent interagir avec des médicaments existants.

Hormonothérapie : En cas de déséquilibre hormonal grave, une thérapie hormonale peut être envisagée. Il s'agit d'une

consiste à remplacer ou à compléter les hormones déficientes. L'hormonothérapie ne doit être envisagée que sous la direction d'un professionnel de la santé qualifié, car elle peut avoir des effets secondaires potentiels et peut ne pas convenir à tout le monde.

Conclusion

Notre symphonie hormonale est une force puissante qui façonne notre bien-être physique et mental. Il est essentiel de comprendre l'interaction complexe entre les hormones et l'humeur pour relever les défis émotionnels auxquels nous sommes confrontés tout au long de notre vie. En adoptant des changements de mode de vie, en explorant les compléments naturels et en consultant des professionnels de la santé qualifiés, nous pouvons favoriser l'équilibre hormonal, prendre soin de notre santé mentale et créer une symphonie de bien-être qui
résonne avec la vitalité, la résilience et un sentiment d'harmonie intérieure.

L'impact du stress sur les hormones Gérer le stress pour la santé mentale

Le stress, compagnon constant de notre monde en perpétuel mouvement, peut faire des ravages sur notre équilibre hormonal, en particulier sur le plan de la santé.
la testostérone et le cortisol, ce qui a un impact significatif sur notre bien-être mental. Considérez le stress comme un chef d'orchestre implacable, orchestrant une symphonie de réactions physiologiques dans votre corps.

Imaginez votre corps comme un orchestre bien réglé, chaque hormone représentant un instrument différent. En cas de stress, le cortisol, la principale hormone de stress de l'organisme, occupe le devant de la scène. Le cortisol, souvent appelé "hormone du stress", monte en flèche en réponse aux menaces perçues, qu'elles soient réelles ou imaginaires. Cette poussée vous prépare à combattre ou à fuir, en canalisant l'énergie vers la survie. Toutefois, dans le monde moderne, nous sommes rarement confrontés à des situations de vie ou de mort qui déclenchent cette réaction. Au contraire, nous sommes bombardés de facteurs de stress chroniques, qu'il s'agisse d'échéances professionnelles, de soucis financiers, de conflits relationnels ou de pressions sociales.

Lorsque le stress devient chronique, le taux de cortisol reste constamment élevé. Cet état constant de "lutte ou de fuite" perturbe l'équilibre délicat des autres hormones, en particulier la testostérone, l'hormone responsable de la masse musculaire, de la libido et des niveaux d'énergie. Imaginez que le puissant instrument qu'est la testostérone, qui jouait autrefois une mélodie vibrante de vitalité, soit réduit au silence par les notes aiguës et persistantes du cortisol.

Le stress chronique peut supprimer la production de testostérone de plusieurs façons. Tout d'abord, des niveaux

élevés de cortisol signalent à l'organisme qu'il doit conserver l'énergie, détournant ainsi les ressources de la production de testostérone.
la production de testostérone. Deuxièmement, le stress chronique peut

interférer avec la délicate boucle de rétroaction qui régule l'activité des
la production de testostérone, perturbant ainsi le rythme
naturel de l'activité hormonale.

Les conséquences d'un stress chronique sur les niveaux de
testostérone peuvent être importantes et avoir un impact sur
divers aspects du bien-être mental. Imaginez un homme,
autrefois débordant d'énergie et de motivation, qui ressent
un brouillard constant de fatigue et une diminution de sa
motivation. Cela peut se manifester par

Humeur maussade et dépression : Lorsque les niveaux de
testostérone diminuent, un homme peut éprouver des
sentiments de tristesse, de désespoir et une perte d'intérêt
pour les activités qu'il appréciait auparavant. L'énergie
vibrante de sa vie est remplacée par un nuage gris persistant.
Anxiété et irritabilité : Les troubles hormonaux induits par le
stress
Les déséquilibres peuvent accroître la sensibilité au stress et
déclencher l'anxiété et l'irritabilité. L'individu autrefois
calme et posé peut se retrouver facilement agité et dépassé
par des défis apparemment insignifiants.
Difficultés de concentration et problèmes de mémoire :
Le stress chronique peut altérer les fonctions cognitives,
entraînant des difficultés à se concentrer, à se souvenir des
détails et à prendre des décisions.
Imaginez un homme qui a du mal à se concentrer au travail
ou à suivre une conversation, son esprit autrefois vif étant
obscurci par un brouillard mental persistant.
Perte de libido et dysfonctionnement sexuel : Diminution
Les niveaux de testostérone sont un facteur important de la
baisse de la libido et de la dysfonction érectile. Le lien
intime avec son partenaire peut être mis à rude épreuve, car
il éprouve un sentiment de déconnexion et une diminution
du désir d'intimité physique.

Il est essentiel de reconnaître l'impact profond du stress sur
votre santé hormonale et de prendre des mesures proactives

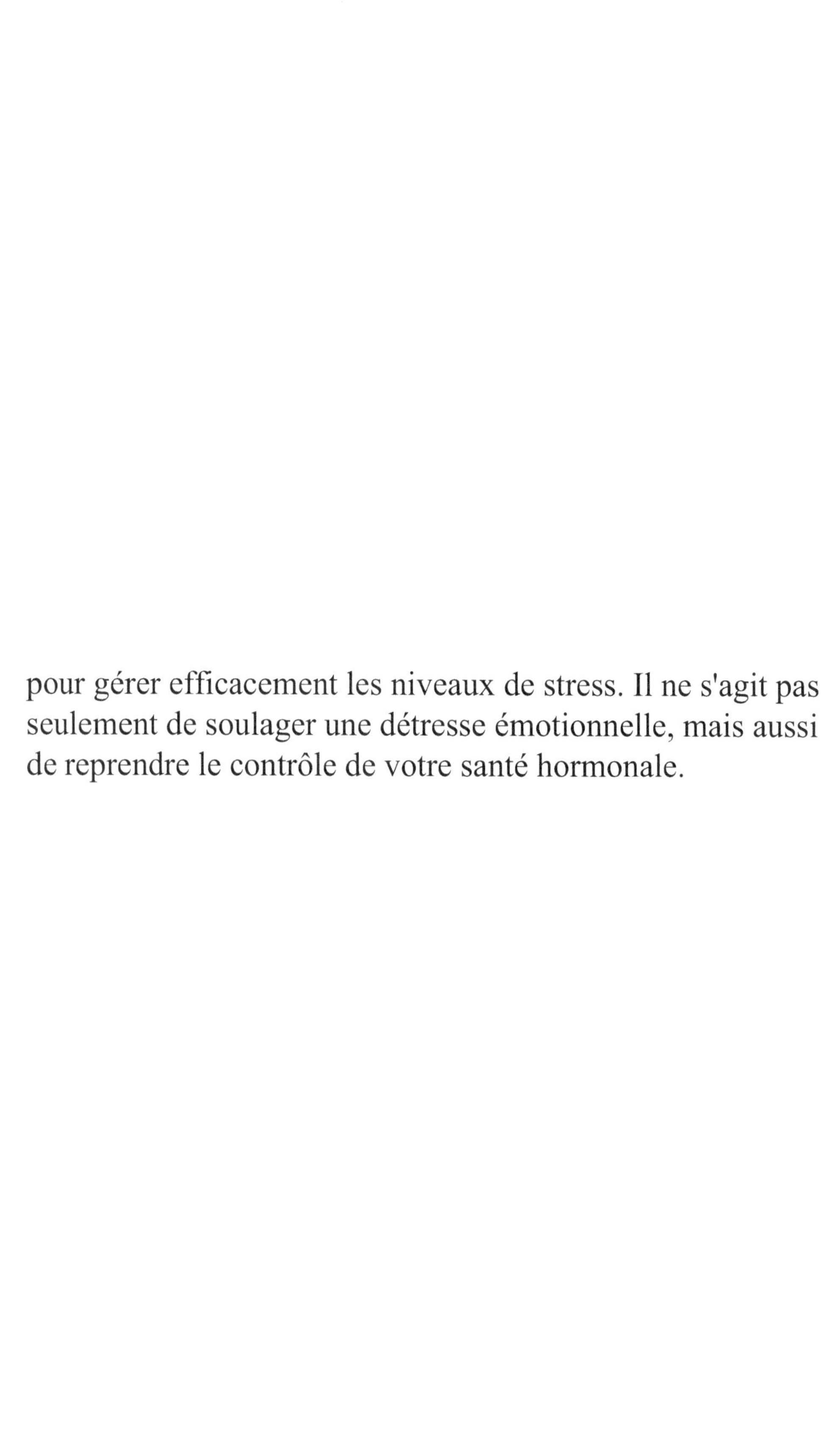

pour gérer efficacement les niveaux de stress. Il ne s'agit pas seulement de soulager une détresse émotionnelle, mais aussi de reprendre le contrôle de votre santé hormonale.

L'orchestre hormonal et le rétablissement de la symphonie harmonieuse de votre bien-être global.

Voici quelques stratégies pratiques pour gérer le stress et son impact négatif sur les hormones :

Faites de l'exercice régulièrement : La pratique d'une activité physique régulière est l'un des moyens les plus efficaces de lutter contre le stress, car elle favorise le développement de l'esprit d'équipe et de l'esprit d'équipe. La pratique régulière d'une activité physique permet de libérer des endorphines, des stimulants naturels de l'humeur, et de réguler le taux de cortisol. L'exercice régulier agit comme un chef d'orchestre, calmant la réponse chaotique au stress et rétablissant l'équilibre de votre orchestre hormonal.

Donner la priorité au sommeil : Il est essentiel de dormir suffisamment pour obtenir un équilibre hormonal optimal. Lorsque vous dormez, votre corps libère l'hormone de croissance, essentielle à la réparation et à la régénération des muscles, et produit de la testostérone, l'hormone de la croissance.

responsable de l'énergie et de la vitalité. Le manque chronique de sommeil perturbe ces processus, ce qui a un impact sur votre bien-être physique et mental.

Adoptez des techniques de pleine conscience et de relaxation : Des techniques telles que les exercices de respiration profonde, la méditation, le yoga et la relaxation musculaire progressive peuvent aider à calmer les tensions.

Ces pratiques ont pour effet d'apaiser le système nerveux, de réduire le taux de cortisol et de favoriser un sentiment de paix et de relaxation. Ces pratiques agissent comme un baume apaisant pour votre corps et votre esprit, permettant à votre système hormonal de se rétablir.

l'orchestre pour retrouver son équilibre.

Recherchez un soutien social : Des liens sociaux solides peuvent servir de tampon contre le stress et favoriser le bien-être mental.

Partager ses inquiétudes avec des proches et chercher du soutien auprès d'amis, de la famille ou d'un thérapeute peut contribuer à alléger le fardeau et à renforcer la résilience. Le lien social agit comme un

L'ensemble est harmonieux et procure un sentiment d'appartenance et de réconfort, contrecarrant les effets isolants du stress chronique.

Limitez votre consommation de caféine et d'alcool : La caféine et l'alcool peuvent contribuer au stress et perturber le sommeil.

exacerber les déséquilibres hormonaux. Il est essentiel de modérer votre consommation ou d'éliminer complètement ces substances pour favoriser l'équilibre hormonal et améliorer le bien-être mental. **Pratiquez la gratitude :** Se concentrer sur les aspects positifs de sa vie peut aider à changer de perspective et à réduire le stress.
Cultiver la gratitude pour les bonnes choses de la vie peut créer un état émotionnel plus positif, favoriser l'harmonie hormonale et le bien-être mental.

En comprenant le lien profond qui existe entre le stress et les hormones, et en mettant en œuvre des stratégies pratiques pour gérer efficacement le stress, vous pouvez reprendre le contrôle de votre bien-être mental et physique. Tout comme un chef d'orchestre guide un
Pour créer une symphonie harmonieuse, vous pouvez prendre en charge votre orchestre hormonal, en veillant à ce que l'équilibre délicat des messagers chimiques de votre corps soit rétabli et maintenu, ce qui vous permettra d'avoir une vie plus vibrante, plus énergique et plus épanouie.

Hormones et sommeil Comment la qualité du sommeil affecte l'équilibre hormonal

Le sommeil est le processus naturel de restauration de l'organisme et joue un rôle essentiel dans le maintien de l'équilibre hormonal. Pendant le sommeil, notre corps travaille assidûment à la réparation et à la reconstruction des tissus, à la régulation des hormones et à la consolidation de la mémoire. Un sommeil adéquat est essentiel pour une fonction hormonale optimale et un bien-être général.

L'importance du sommeil pour l'équilibre hormonal

Imaginez votre corps comme un orchestre symphonique, chaque hormone représentant un instrument différent. Pour les
l'orchestre pour produire une musique belle et harmonieuse, tous les
Les instruments doivent être accordés et jouer en synchronisation. Le sommeil joue le rôle de chef d'orchestre et veille à ce que toutes les hormones fonctionnent en harmonie.

Lorsque nous dormons, notre corps libère une cascade d'hormones, notamment :

L'hormone de croissance (GH) : Cette hormone cruciale est principalement libérée pendant le sommeil profond. Elle joue un rôle essentiel dans la croissance musculaire, la réparation des tissus et la croissance et le développement en général. Un manque de sommeil peut réduire considérablement la production de GH, entravant ainsi ces processus.

La testostérone : La testostérone est produite tout au long de la journée, mais sa production atteint son maximum pendant

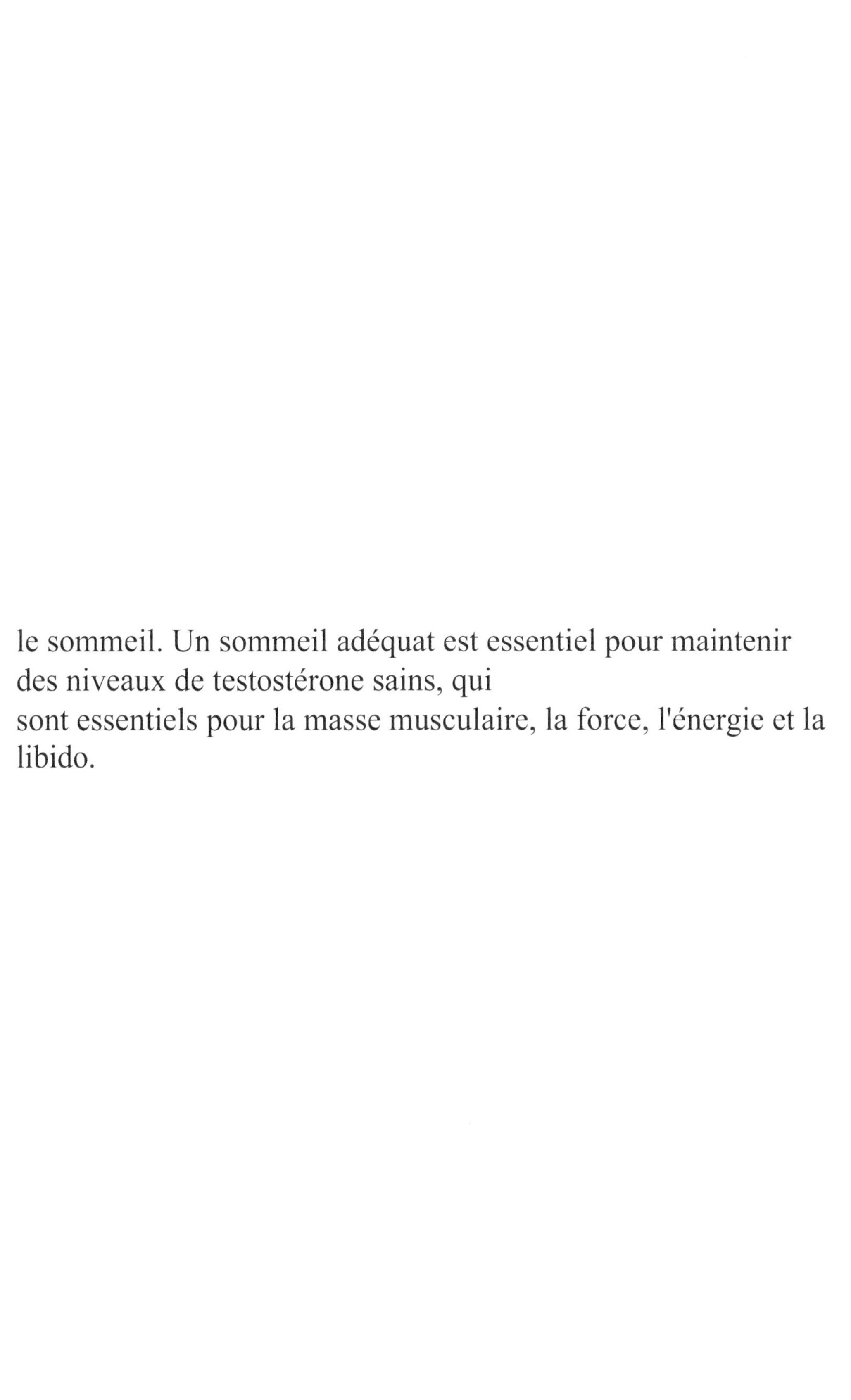
le sommeil. Un sommeil adéquat est essentiel pour maintenir des niveaux de testostérone sains, qui
sont essentiels pour la masse musculaire, la force, l'énergie et la libido.

Le cortisol : Le cortisol, l'hormone du stress, suit généralement un rythme circadien, avec des niveaux qui augmentent le matin et diminuent progressivement au cours de la journée. Toutefois, le manque chronique de sommeil peut perturber ce rythme, entraînant des niveaux élevés de cortisol, même pendant la nuit. Cela peut créer une
Le stress, le manque de sommeil et les déséquilibres hormonaux constituent un cercle vicieux.

Les conséquences négatives du manque de sommeil

Le manque de sommeil ne se limite pas à une simple sensation de fatigue. Il peut avoir des conséquences considérables sur notre équilibre hormonal et influer sur divers aspects de notre bien-être physique et mental :

Perturbation de la production d'hormones : Le manque de sommeil peut perturber la production naturelle d'hormones essentielles comme la testostérone, l'hormone de croissance et le cortisol. Ces hormones peuvent contribuer à un large éventail de problèmes, notamment la fatigue, la perte de masse musculaire, la baisse de la libido, l'altération des fonctions cognitives et les sautes d'humeur.

Augmentation du stress et de l'anxiété : Lorsque nous manquons de sommeil, notre corps produit davantage de cortisol, l'hormone du stress.
Des niveaux élevés de cortisol peuvent contribuer à des sentiments d'anxiété, d'irritabilité et de difficulté à se concentrer. Le stress chronique associé au manque de sommeil peut également entraîner un risque accru de dépression et d'autres problèmes de santé mentale.

Système immunitaire affaibli : Le sommeil est vital pour le fonctionnement du système immunitaire. Lorsque nous manquons de sommeil, notre système immunitaire est affaibli, ce qui nous rend plus vulnérables aux maladies

suivantes
les infections et les maladies.
Risque accru de maladies chroniques : Le manque de sommeil à long terme a été associé à un risque accru de maladies chroniques.

développer des maladies chroniques, notamment des maladies cardiaques, des accidents vasculaires cérébraux, du diabète et de l'obésité.

Comment la qualité du sommeil affecte l'équilibre hormonal

La qualité de notre sommeil est tout aussi importante que sa quantité. Un sommeil profond et réparateur est essentiel pour un équilibre hormonal optimal. Voici comment la qualité du sommeil peut avoir un impact sur nos hormones :

Sommeil profond et libération de l'hormone de croissance : Le sommeil profond, également connu sous le nom de sommeil lent, est crucial pour la libération de l'hormone de croissance. Plus notre sommeil est profond et réparateur, plus la libération de l'hormone de croissance est importante. Cette hormone est essentielle à la croissance musculaire, à la réparation des tissus et à la régénération cellulaire globale.

Sommeil paradoxal et production de testostérone : Le sommeil paradoxal est un autre stade crucial du sommeil associé à la production de testostérone. Bien que la testostérone soit produite tout au long de la journée, le sommeil paradoxal est considéré comme une période de production maximale.

Apnée du sommeil et déséquilibres hormonaux : L'apnée du sommeil, qui se caractérise par des interruptions de la respiration pendant le sommeil, peut perturber considérablement l'équilibre hormonal. Les réveils répétés et le manque d'oxygène associés à l'apnée du sommeil peuvent entraîner une augmentation du taux de cortisol, une diminution de la testostérone et d'autres déséquilibres hormonaux.

Conseils pour optimiser la qualité du sommeil

Donner la priorité au sommeil est une étape fondamentale pour optimiser l'équilibre hormonal et améliorer le bien-être général. Ici, il s'agit de

Voici quelques conseils pratiques pour améliorer la qualité de votre sommeil :

Établissez un horaire de sommeil cohérent : Se coucher et se réveiller à peu près à la même heure chaque jour, même le week-end, permet de réguler le cycle veille-sommeil naturel de l'organisme, ce qui favorise un meilleur sommeil.

Créez une routine relaxante à l'heure du coucher : Détendez-vous une heure ou deux avant de vous coucher en vous adonnant à des activités calmantes telles que la lecture, un bain chaud ou l'écoute d'une musique apaisante. Évitez les écrans avant de vous coucher, car la lumière bleue émise par les appareils électroniques peut supprimer la production de mélatonine et perturber le sommeil.

Optimisez votre environnement de sommeil : Veillez à ce que votre chambre à coucher soit sombre, calme et fraîche. Investissez dans un matelas, des oreillers et une literie confortables pour créer un environnement propice au sommeil.

Limiter la consommation de caféine et d'alcool avant le coucher : la caféine et l'alcool peuvent nuire à la qualité du sommeil. Évitez de consommer ces substances à l'approche de l'heure du coucher.

Faites de l'exercice régulièrement : Une activité physique régulière peut favoriser un sommeil de meilleure qualité. Toutefois, évitez les exercices physiques intenses à l'approche de l'heure du coucher.

Gérer le stress : Le stress chronique peut perturber les habitudes de sommeil et contribuer aux déséquilibres hormonaux. Explorez les techniques de gestion du stress telles que la méditation, le yoga ou les exercices de respiration profonde.

Le pouvoir du sommeil sur la santé mentale

Le sommeil joue un rôle essentiel dans la santé mentale et

son impact sur l'équilibre hormonal influence directement notre humeur, nos fonctions cognitives et notre bien-être émotionnel :

Le manque de sommeil et les troubles de l'humeur : Le manque chronique de sommeil a été fortement lié à un risque accru de troubles de l'humeur tels que la dépression, l'anxiété et les troubles bipolaires. Le manque de sommeil peut perturber l'équilibre délicat des neurotransmetteurs dans le cerveau, ce qui a un impact sur la régulation de l'humeur.

Le sommeil et la fonction cognitive : Un sommeil suffisant est essentiel pour la consolidation de la mémoire, la concentration et la fonction cognitive en général. Lorsque nous manquons de sommeil, notre capacité à penser clairement, à prendre des décisions et à apprendre de nouvelles informations est altérée.

Sommeil et régulation émotionnelle : Le sommeil est essentiel à la gestion des émotions et au maintien de la stabilité émotionnelle. Le manque de sommeil peut entraîner une réactivité émotionnelle accrue, ce qui rend plus difficile la gestion du stress et la régulation des émotions.

En accordant la priorité au sommeil, nous investissons dans notre santé et notre bien-être général. Il s'agit d'un élément essentiel d'un mode de vie sain, qui favorise notre équilibre hormonal, améliore notre santé mentale et optimise nos capacités physiques. Le pouvoir du sommeil ne doit pas être sous-estimé. C'est un cadeau que nous

C'est la clé d'une vie plus saine, plus heureuse et plus épanouissante.

Déséquilibres hormonaux et troubles de la santé mentale Comprendre le lien

Le lien entre les déséquilibres hormonaux et les troubles de la santé mentale est un domaine d'étude complexe et fascinant.

Alors que les conceptions traditionnelles considéraient souvent l'esprit comme une entité distincte du corps, de nouvelles recherches ont permis d'établir un lien entre l'esprit et le corps.

met de plus en plus en évidence l'interaction complexe entre nos systèmes hormonaux et notre bien-être émotionnel.

L'une des hormones clés souvent liée à la santé mentale est la **testostérone** . Cette hormone joue un rôle essentiel dans la régulation de l'humeur, de la motivation et des niveaux d'énergie. Des études ont suggéré qu'un faible taux de testostérone peut contribuer aux symptômes de la dépression, de l'anxiété et de la fatigue. Par exemple, les hommes ayant un faible taux de testostérone peuvent connaître une baisse de leur libido, ce qui peut avoir un impact sur leur sentiment général de bien-être et d'énergie.

contribuent à des sentiments d'inadéquation ou de frustration. Elles peuvent également connaître des changements d'humeur, devenir plus irritables, se replier sur elles-mêmes ou être sujettes à des crises d'anxiété.

les crises émotionnelles. En effet, la testostérone influence la production de neurotransmetteurs, tels que la sérotonine et la dopamine, qui jouent un rôle essentiel dans la régulation de l'humeur et des émotions.

Outre la testostérone, le **cortisol**, souvent appelé "hormone du stress", joue également un rôle important dans la santé mentale.

Lorsque nous sommes stressés, notre corps libère du cortisol. Bien qu'un pic de cortisol à court terme soit normal et même utile pour faire face à des menaces immédiates, une exposition prolongée à des niveaux élevés de cortisol peut avoir des effets néfastes. Cette exposition prolongée à des niveaux élevés de cortisol peut avoir des effets néfastes. La réaction de stress chronique peut entraîner toute une série de problèmes de santé mentale, notamment l'anxiété, la dépression et même le déclin cognitif.

La raison de ce lien réside dans l'impact d'un taux élevé de cortisol sur les fonctions cérébrales. Le stress chronique perturbe l'équilibre des neurotransmetteurs dans le cerveau, entraînant des déséquilibres qui peuvent déclencher des symptômes d'anxiété et de dépression. Il altère également l'hippocampe, une région du cerveau cruciale pour la mémoire et l'apprentissage, contribuant ainsi aux difficultés cognitives.

Un autre facteur hormonal à prendre en compte est l'**œstrogène**, souvent considéré comme une hormone féminine, mais qui est également essentiel pour la santé des hommes. Bien que les niveaux d'œstrogènes soient généralement beaucoup plus faibles chez les hommes que chez les femmes, ils jouent néanmoins un rôle crucial dans la régulation de l'humeur, la santé des os et la fonction sexuelle. Les déséquilibres des taux d'œstrogènes peuvent contribuer aux sautes d'humeur, à l'irritabilité et même à la dépression.

Il est important de se rappeler que les déséquilibres hormonaux ne sont pas la seule cause des troubles mentaux. Une multitude de facteurs, dont la génétique, les choix de mode de vie et les facteurs de stress environnementaux, contribuent à ces conditions complexes. Toutefois, la compréhension du rôle des hormones dans la santé mentale peut offrir des indications précieuses sur l'interaction complexe entre le corps et l'esprit.

Thérapie hormonale pour les troubles de la santé mentale

Dans certains cas, le traitement des déséquilibres hormonaux par les interventions thérapeutiques peuvent être une composante bénéfique de la gestion des problèmes de santé mentale. Par exemple,
La thérapie de remplacement de la testostérone (TRT) a montré qu'elle pouvait atténuer les symptômes de dépression et de fatigue chez les hommes ayant un faible

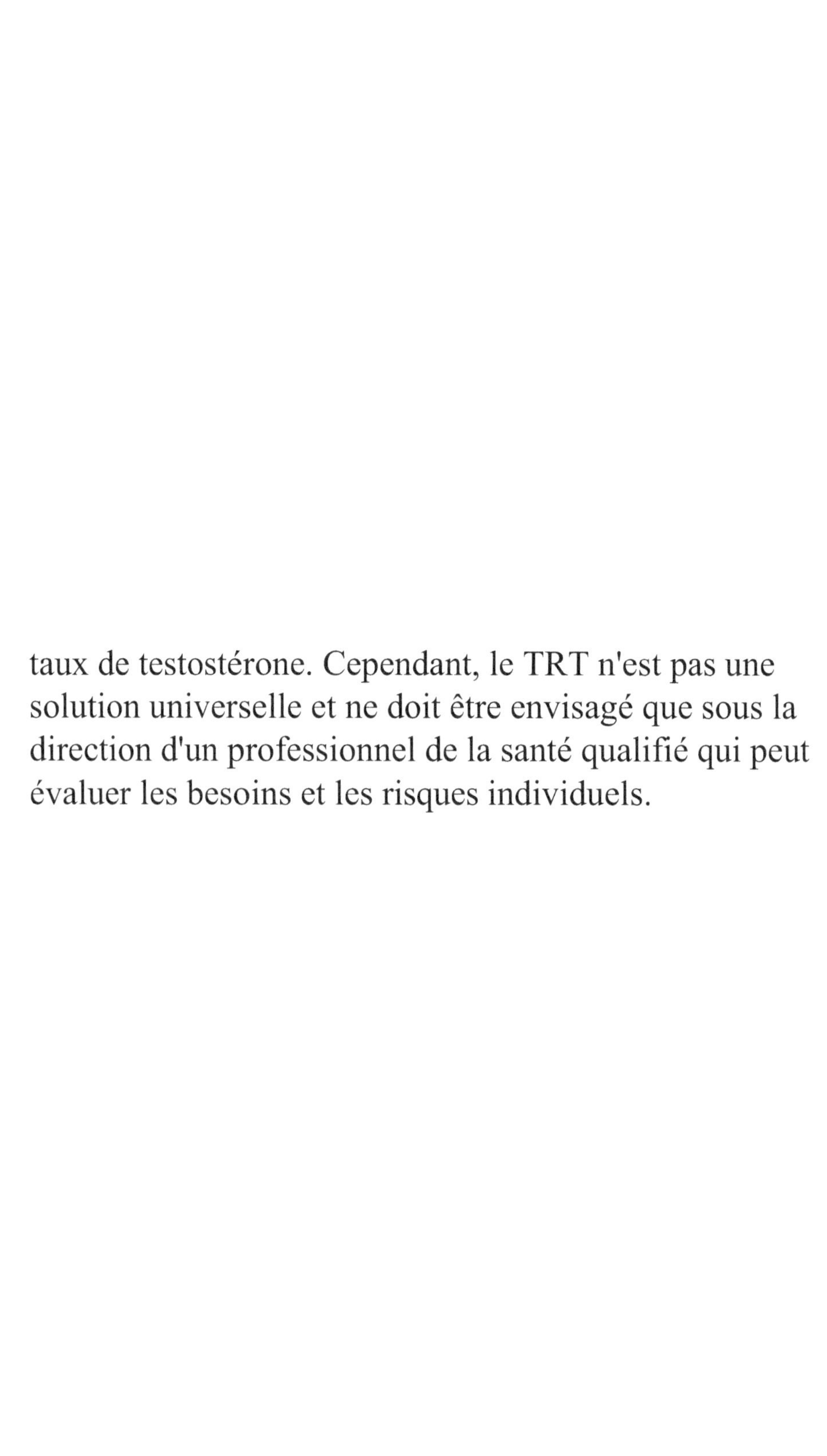

taux de testostérone. Cependant, le TRT n'est pas une solution universelle et ne doit être envisagé que sous la direction d'un professionnel de la santé qualifié qui peut évaluer les besoins et les risques individuels.

Il est essentiel de se rappeler que l'hormonothérapie doit être considérée comme une approche complémentaire de la gestion des troubles mentaux plutôt que comme un traitement autonome.

Les modifications du mode de vie, telles que l'exercice physique régulier, une alimentation équilibrée, un sommeil suffisant, des techniques de gestion du stress et la recherche d'une thérapie ou d'un conseil, sont essentielles pour améliorer le bien-être mental.

L'importance d'une approche holistique

En matière de santé mentale, une approche holistique qui considère que l'interaction entre l'esprit, le corps et les hormones est essentielle.

Reconnaître le rôle des hormones dans le bien-être mental permet de mieux comprendre les causes sous-jacentes et les interventions possibles. Elle permet aux individus de jouer un rôle proactif dans la gestion de leur santé, en intégrant les éléments suivants des changements de mode de vie et le recours à des conseils professionnels si nécessaire.

En comprenant le lien entre les hormones et la santé mentale, nous pouvons favoriser une meilleure prise de conscience de l'importance de la santé mentale.

l'interconnexion de notre bien-être physique et émotionnel. Ces connaissances nous permettent de prendre des décisions en connaissance de cause.

Nous devons faire des choix sur notre mode de vie, rechercher un soutien professionnel si nécessaire et donner la priorité à une approche holistique pour maintenir une santé mentale et physique optimale.

Approche holistique de la santé mentale Intégration des changements de mode de vie pour l'harmonie hormonale

Cette approche holistique du bien-être mental reconnaît que le corps et l'esprit sont interconnectés et qu'il est essentiel de s'occuper de ces deux aspects pour obtenir un véritable bien-être durable. C'est comme prendre soin d'un jardin - si vous voulez des fleurs éclatantes, vous devez nourrir le sol, lui fournir un ensoleillement adéquat et l'arroser régulièrement. De même, pour obtenir un esprit florissant, vous devez soutenir votre corps en modifiant votre mode de vie de manière à
favoriser l'harmonie hormonale.

Imaginez un orchestre symphonique, où chaque instrument représente une hormone différente. Lorsqu'ils jouent ensemble en parfaite harmonie, la musique est belle et entraînante. Mais si l'un des instruments est désaccordé ou absent, c'est toute la symphonie qui en pâtit. Il en va de même pour votre système hormonal : lorsque les hormones sont équilibrées, vous vous sentez plein d'énergie, concentré et émotionnellement stable. En revanche, lorsqu'elles sont désynchronisées, vous pouvez ressentir des sautes d'humeur, de la fatigue, de l'irritabilité, voire de l'anxiété et de la dépression.

Le pouvoir des changements de mode de vie

Heureusement, il y a beaucoup de choses que vous pouvez faire pour soutenir votre équilibre hormonal et votre bien-être mental.
les changements de mode de vie. Ces changements reviennent à ajuster l'accord de votre orchestre hormonal

pour obtenir un son harmonieux. Voici quelques domaines clés sur lesquels il convient de se concentrer :

1. L'exercice : Bouger son corps, équilibrer ses hormones

L'activité physique régulière est comme un chef d'orchestre de votre symphonie hormonale, veillant à ce que tous les instruments jouent en synchronisation. L'exercice physique contribue à :

Augmenter les niveaux de testostérone : Ceci est particulièrement important pour les hommes, car les niveaux de testostérone diminuent naturellement avec l'âge. L'exercice, en particulier l'entraînement à la résistance, peut contribuer à stimuler la production de testostérone, ce qui se traduit par une augmentation de la masse musculaire, de l'énergie et de la motivation.

Réguler le taux de cortisol : L'exercice physique peut contribuer à réduire les hormones de stress comme le cortisol, qui peuvent avoir un impact négatif sur l'humeur et le bien-être général.

Améliorer la qualité du sommeil : L'exercice régulier peut favoriser de meilleures habitudes de sommeil, qui sont essentielles pour une production et une régulation hormonales saines.

Améliorer l'humeur : L'exercice physique libère des endorphines, qui ont des effets bénéfiques sur l'humeur et peuvent contribuer à atténuer les symptômes de l'anxiété et de la dépression.

2. Nutrition : Alimenter votre corps pour une harmonie hormonale

Considérez votre alimentation comme le carburant de votre orchestre hormonal. Une alimentation adaptée fournit les éléments de base nécessaires à la production d'hormones et contribue à maintenir un bon équilibre hormonal. Voici quelques stratégies alimentaires clés à prendre en compte :

Privilégiez les protéines maigres : Les protéines sont essentielles à la construction et à la réparation des tissus, y compris ceux impliqués dans la production d'hormones. Optez pour des sources de protéines maigres comme le poisson, le poulet, la dinde, les haricots et les lentilles.

Adoptez des graisses saines : Les graisses saines, comme celles que l'on trouve dans les avocats, l'huile d'olive, les noix et les graines, sont essentielles pour
la production d'hormones et la fonction cellulaire.

Faites le plein de fruits et de légumes : Les fruits et les légumes sont riches en vitamines, en minéraux et en antioxydants qui favorisent la santé générale et l'équilibre hormonal.

Limitez les aliments transformés, le sucre et les mauvaises graisses : Ces aliments peuvent perturber l'équilibre hormonal et contribuer à l'inflammation, ce qui peut avoir un impact négatif sur le bien-être mental.

Envisagez des suppléments : En consultation avec votre fournisseur de soins de santé, vous pouvez envisager de prendre des suppléments pour soutenir l'équilibre hormonal, tels que la vitamine D, le magnésium et le zinc.

3. Gestion du stress : Faire taire le bruit intérieur

Le stress est comme une note dissonante dans votre symphonie hormonale. Il peut perturber l'équilibre hormonal, entraînant des sautes d'humeur, de la fatigue, voire de l'anxiété et de la dépression. Voici quelques
des stratégies pour gérer efficacement le stress :

Pratiquez la pleine conscience : La méditation de pleine conscience, le yoga ou les exercices de respiration profonde peuvent vous aider à calmer votre esprit et à réduire le stress.

Participez à des activités qui vous plaisent : Passer du temps à s'adonner à des passe-temps, à passer du temps dans la nature ou à écouter de la musique peut aider à réduire le stress et améliorer l'humeur.

Dormez suffisamment : Le manque de sommeil peut exacerber le niveau de stress et perturber l'équilibre hormonal. Visez 7 à 8 heures de un sommeil de qualité chaque nuit.

Cherchez du soutien : Parlez à vos amis, à votre famille ou à un thérapeute de votre niveau de stress et des difficultés que vous rencontrez.

4. Optimisation du sommeil : Rétablir l'équilibre et renouveler l'esprit

Le sommeil est comme la baguette d'un chef d'orchestre hormonal qui veille à ce que chaque instrument joue en harmonie et au bon moment. Lorsque vous dormez, votre corps produit et régule des hormones essentielles à la croissance, à la réparation et à l'humeur. Voici quelques conseils pour optimiser votre sommeil :

Établissez un horaire de sommeil cohérent : Couchez-vous et réveillez-vous à peu près à la même heure chaque jour, même le week-end, afin de réguler le cycle naturel de sommeil et d'éveil de votre corps.

Créez une routine relaxante à l'heure du coucher : Participez à des activités apaisantes telles que la lecture, un bain chaud ou l'écoute d'une chanson ou d'un film. de la musique apaisante pour indiquer à votre corps qu'il est temps de se détendre.

Faites en sorte que votre chambre **à coucher soit propice au sommeil :** gardez votre chambre à coucher fraîche, sombre et silencieuse pour optimiser les conditions de sommeil.

Évitez la caféine et l'alcool avant de vous coucher : Ces substances peuvent nuire à la qualité du sommeil et à la production d'hormones.

L'importance des approches personnalisées

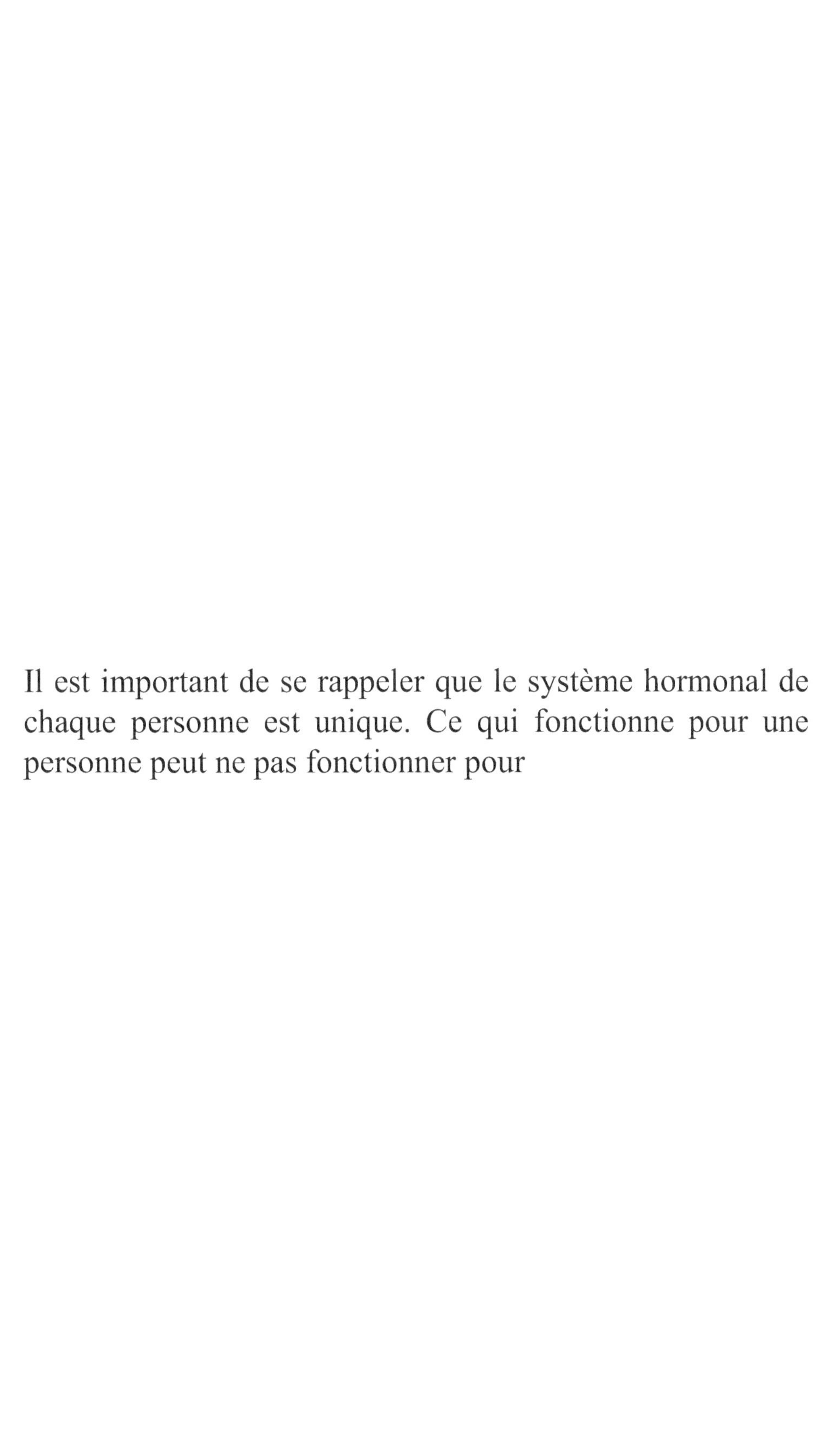

Il est important de se rappeler que le système hormonal de chaque personne est unique. Ce qui fonctionne pour une personne peut ne pas fonctionner pour

un autre. C'est pourquoi il est essentiel de consulter un professionnel de la santé qui pourra évaluer vos besoins individuels et
fournissent des conseils personnalisés. Ils peuvent vous aider à identifier tout déséquilibre hormonal potentiel et vous recommander des interventions appropriées, y compris des changements de mode de vie, des suppléments ou des médicaments si nécessaire.

Se donner les moyens de la connaissance

Comprendre le lien entre les hormones et le bien-être mental vous permet de prendre des mesures proactives pour améliorer votre santé globale. En faisant des choix conscients concernant votre mode de vie, vous pouvez créer une symphonie d'harmonie dans votre corps, ce qui vous permettra d'avoir une vie plus dynamique et plus épanouie. Rappelez-vous qu'il ne s'agit pas d'atteindre la perfection, mais de procéder à des changements progressifs et durables qui favorisent votre bien-être mental et physique.

Votre cheminement vers l'harmonie hormonale est un processus continu d'apprentissage, d'adaptation et d'écoute des signaux de votre corps. Embrassez ce voyage avec curiosité, compassion et un engagement à prendre soin de vous. Avec les bonnes connaissances
et le soutien, vous pouvez créer une symphonie de santé qui résonnera tout au long de votre vie.

Le pouvoir des habitudes de vie pour l'harmonie hormonale

Imaginez votre corps comme un orchestre symphonique, avec chaque
Les hormones jouent un rôle essentiel dans le maintien de l'harmonie et de l'équilibre. C'est l'essence même de la santé hormonale : une danse délicate de messagers chimiques qui orchestrent tout, des niveaux d'énergie et de l'humeur à la masse musculaire et à la fonction sexuelle. Si nos gènes jouent un rôle important dans la détermination de notre schéma hormonal, c'est notre mode de vie qui joue le rôle de chef d'orchestre et façonne la mélodie générale de notre santé. C'est là que le véritable pouvoir des interventions sur le mode de vie entre en jeu, nous offrant la possibilité d'influencer notre symphonie hormonale et de créer une vie plus vibrante et plus épanouissante.

La pierre angulaire de l'harmonie hormonale réside dans l'adoption d'une approche holistique du bien-être, reconnaissant que chaque élément de notre mode de vie - de la nutrition à l'exercice physique en passant par la gestion du stress et le sommeil - joue un rôle crucial dans l'influence de notre équilibre hormonal. En faisant des choix conscients dans ces domaines, nous pouvons aider notre corps à se développer et à atteindre une santé et une vitalité optimales.

Le pouvoir de l'exercice

L'exercice physique régulier est un outil puissant pour améliorer l'équilibre hormonal, en particulier les niveaux de testostérone. Pensez à

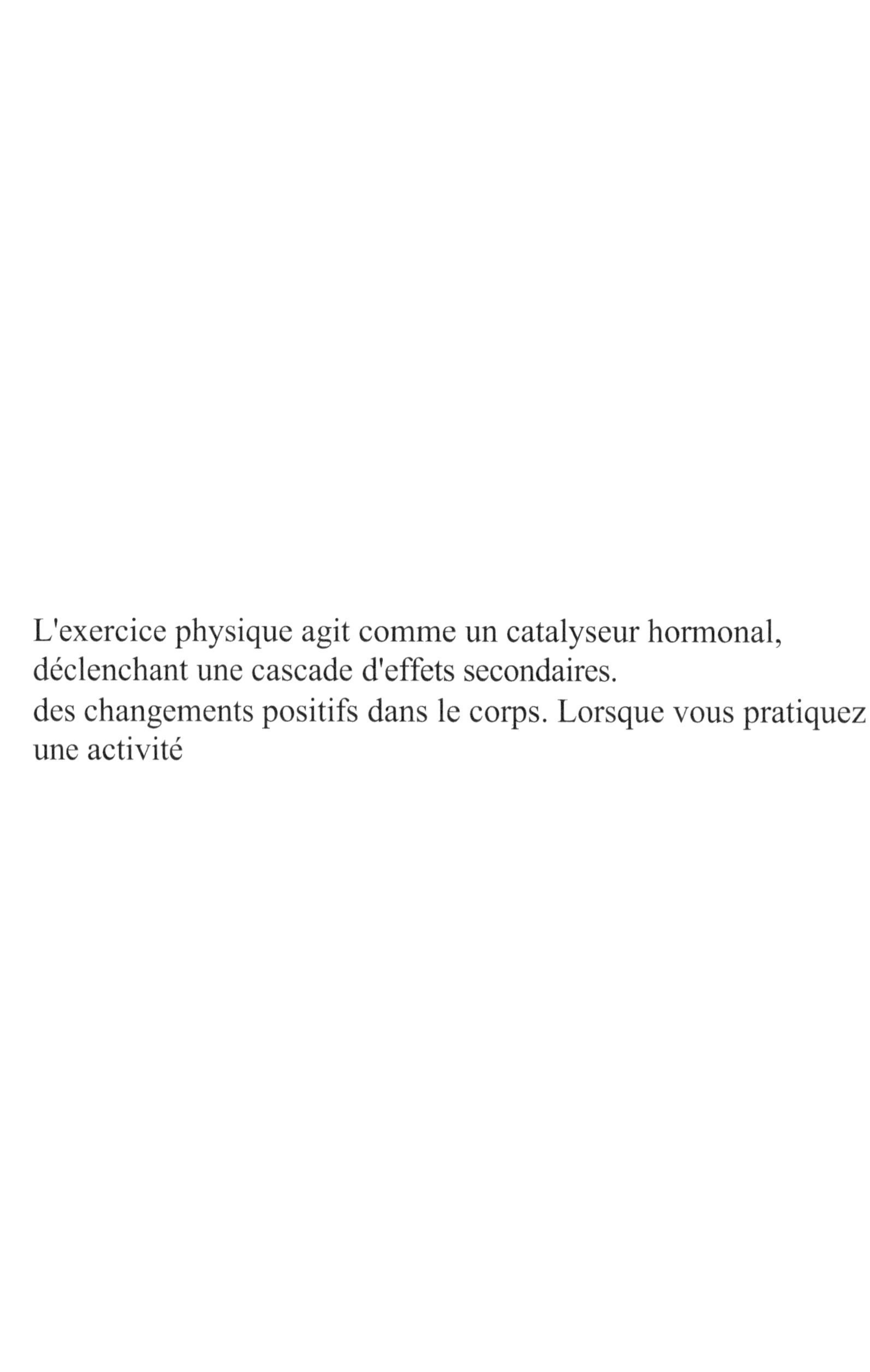

L'exercice physique agit comme un catalyseur hormonal, déclenchant une cascade d'effets secondaires.
des changements positifs dans le corps. Lorsque vous pratiquez une activité

En pratiquant une activité physique, vous envoyez un signal à votre corps pour qu'il produise plus de testostérone, l'hormone responsable de la masse musculaire, de la force et de l'énergie. Cette poussée hormonale améliore non seulement votre physique, mais aussi votre humeur, vos fonctions cognitives et votre bien-être général.

Le type d'exercice que vous choisissez a également son importance. L'entraînement en résistance, comme l'haltérophilie et les exercices au poids du corps, a un effet particulièrement puissant sur la production de testostérone. Ce type d'exercice
Ce type d'exercice sollicite les muscles, les incite à se développer et à se réparer, ce qui entraîne une augmentation de la testostérone. Cependant, il ne s'agit pas seulement de soulever des poids lourds. Les exercices cardiovasculaires, comme la course à pied, la natation ou le vélo, jouent également un rôle crucial dans la santé hormonale. Il améliore la circulation sanguine,
réduit l'inflammation et aide à réguler le taux de cortisol, l'hormone du stress qui peut déséquilibrer votre équilibre hormonal.

La magie de la nutrition

Tout comme l'exercice physique alimente la symphonie hormonale de votre corps, la nutrition fournit les éléments essentiels d'un orchestre sain. Ce que vous mangez a un impact direct sur la production, la fonction et l'équilibre de vos hormones. Une alimentation riche en
Les aliments riches en nutriments fournissent les matières premières dont votre corps a besoin pour créer et maintenir des niveaux hormonaux optimaux.

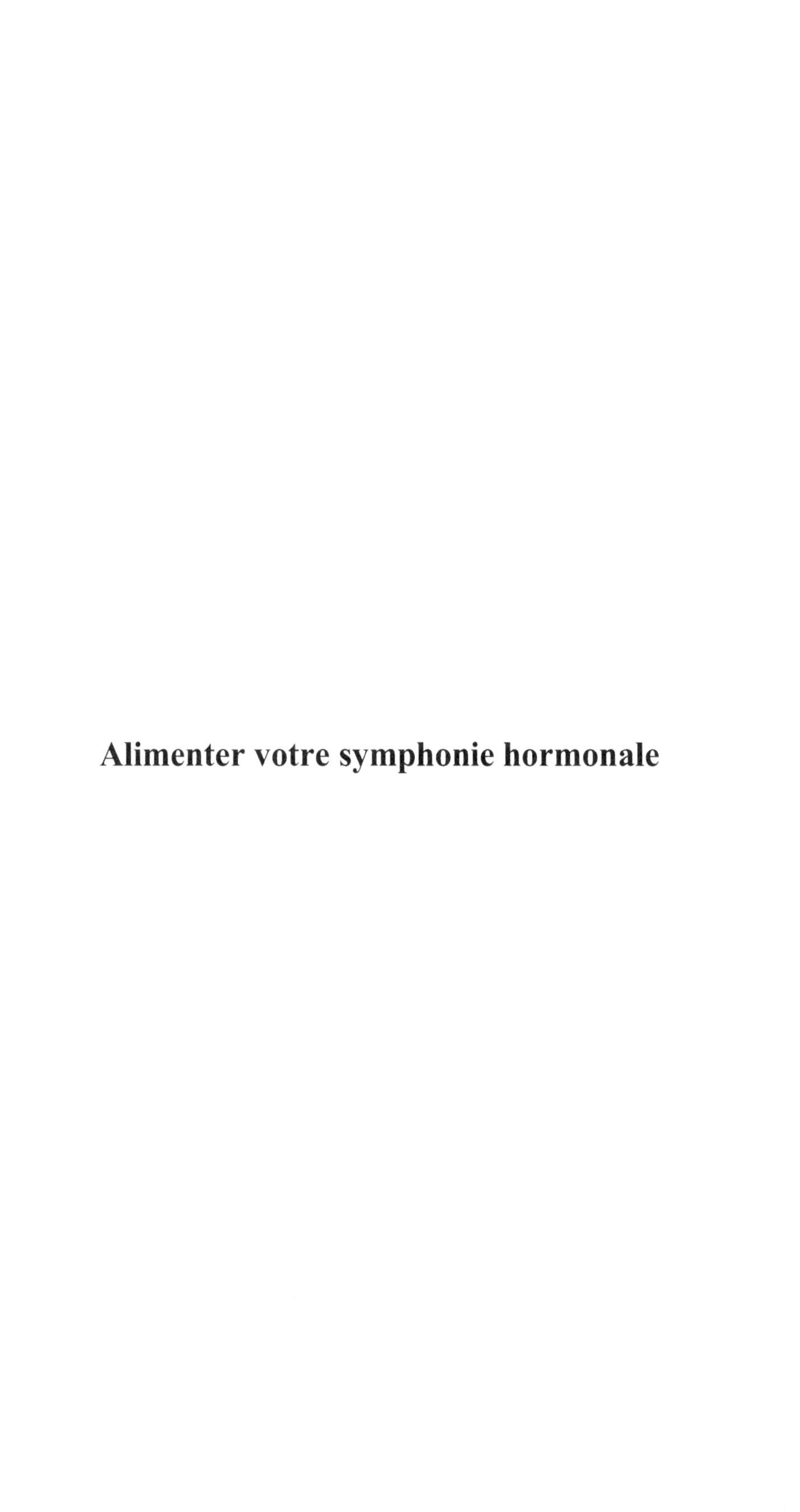

Alimenter votre symphonie hormonale

Pour créer un orchestre hormonal dynamique, concentrez-vous sur l'incorporation de ces puissances nutritionnelles dans votre régime alimentaire :

Des protéines maigres : Les protéines sont les éléments constitutifs des muscles, des hormones et d'autres structures essentielles. Privilégiez les sources maigres comme le poulet, le poisson, le tofu et les haricots pour optimiser l'apport en protéines et favoriser la santé hormonale.

Des graisses saines : Les graisses saines, comme celles que l'on trouve dans les avocats, les noix, les graines et les poissons gras, sont essentielles à la production et à la régulation des hormones. Elles aident votre corps à produire des hormones essentielles et protègent vos cellules contre les dommages, favorisant ainsi l'équilibre hormonal global.

Glucides complexes : Contrairement aux sucres simples qui provoquent des pics et des chutes de glycémie, les glucides complexes que l'on trouve dans les céréales complètes, les légumineuses et les légumes constituent une source d'énergie régulière et aident à réguler le taux d'insuline, une hormone essentielle à la santé hormonale.

Les fibres : Les fibres, que l'on trouve dans les fruits, les légumes et les céréales complètes, agissent comme un conducteur pour votre système digestif, favorisant la santé des bactéries intestinales, qui jouent à leur tour un rôle essentiel dans l'équilibre hormonal.

Éviter les perturbateurs de l'harmonie hormonale

Tout en vous concentrant sur l'incorporation d'aliments riches en nutriments, faites attention aux aliments qui

peuvent perturber votre équilibre hormonal.
En limitant ou en éliminant ces coupables, vous pouvez améliorer de manière significative votre santé hormonale :

Les aliments transformés : Ils sont souvent remplis de sucres ajoutés, de graisses malsaines et d'ingrédients artificiels qui peuvent nuire à la santé.

Les aliments non transformés peuvent avoir des effets néfastes sur votre système hormonal. Choisissez autant que possible des aliments entiers et non transformés.

Le sucre : L'excès de sucre peut entraîner une résistance à l'insuline, une condition qui perturbe l'équilibre hormonal et peut contribuer à toute une série de problèmes de santé.

Les graisses malsaines : Les graisses saturées et trans, que l'on trouve dans les aliments transformés, les aliments frits et certains produits d'origine animale, peuvent augmenter l'inflammation et avoir un impact négatif sur la fonction hormonale.

Le pouvoir du sommeil

Le sommeil est souvent négligé, mais c'est un élément crucial de la santé hormonale. C'est pendant le sommeil que votre corps se répare, produit des hormones vitales et régule ses processus pour un fonctionnement optimal. Lorsque vous ne dormez pas suffisamment, votre équilibre hormonal est perturbé, ce qui entraîne une cascade de problèmes de santé.

des conséquences négatives.

Le lien entre le sommeil et les hormones

Voici comment le manque de sommeil affecte votre symphonie hormonale :

Testostérone : Le manque de sommeil peut supprimer de manière significative la production de testostérone, entraînant une diminution de la masse musculaire, une baisse de la libido et de la fatigue.

Hormone de croissance : le sommeil est essentiel à la libération de l'hormone de croissance, indispensable à la réparation des muscles, à la croissance des tissus et à la santé en général. Le manque de sommeil entrave ce processus, ce qui affecte votre capacité à construire des muscles et à récupérer après les séances d'entraînement.

Cortisol : Le manque de sommeil peut augmenter le taux de cortisol, l'hormone du stress qui peut perturber l'équilibre hormonal et avoir un impact négatif sur l'humeur, les niveaux d'énergie et la fonction immunitaire.

Priorité au sommeil pour une harmonie hormonale

Pour optimiser votre sommeil et favoriser l'équilibre hormonal, envisagez les stratégies suivantes :

Établissez un horaire de sommeil régulier : Se coucher et se réveiller à peu près à la même heure chaque jour, même le week-end, pour
réguler le cycle naturel de sommeil et d'éveil de votre corps.

Créez un environnement propice au sommeil : Veillez à ce que votre chambre à coucher soit sombre, calme et fraîche, et évitez de passer du temps devant un écran.
avant le coucher.

Limitez la consommation de caféine et d'alcool : La caféine et l'alcool peuvent perturber votre sommeil et avoir un impact négatif sur votre équilibre hormonal.

Gestion du stress - Le bâton du chef d'orchestre

Le stress est un compagnon constant de la vie moderne, mais il peut faire des ravages sur votre équilibre hormonal. Le stress chronique, c'est-à-dire celui qui persiste pendant de longues périodes, peut dérégler votre symphonie hormonale et entraîner toute une série de problèmes de santé. Lorsque vous êtes stressé, votre corps libère du cortisol, l'hormone du stress, qui peut supprimer la production de testostérone, augmenter la résistance à l'insuline et perturber les habitudes de sommeil. Ce déséquilibre hormonal peut conduire à un cercle vicieux.

de stress, de mauvais sommeil et de perturbations hormonales supplémentaires.

Apprivoiser la réaction au stress

Pour gérer le stress et maintenir l'harmonie de votre orchestre hormonal, adoptez les stratégies suivantes pour lutter contre le stress :

L'exercice physique régulier : L'exercice est un moyen naturel de soulager le stress, car il contribue à réduire le taux de cortisol et favorise la libération d'endorphines, qui ont des effets bénéfiques sur l'humeur. Essayez de faire au moins 30 minutes d'exercice d'intensité modérée la plupart des jours de la semaine.

La pleine conscience et la méditation : Ces pratiques vous aident à calmer votre esprit, à réduire les hormones de stress et à favoriser un état d'esprit serein.

un sentiment de bien-être. Même quelques minutes de pleine conscience ou de méditation par jour peuvent faire la différence.

Respiration profonde : les exercices de respiration profonde peuvent contribuer à ralentir le rythme cardiaque, à abaisser la tension artérielle et à réduire le taux de cortisol. Pratiquez la respiration profonde tout au long de la journée, en particulier lorsque vous vous sentez stressé.

Du temps de qualité avec les personnes qui nous sont chères : Les contacts avec les amis et la famille peuvent apporter un soutien émotionnel et réduire le stress. Prenez le temps de nouer des relations enrichissantes et de vous adonner à des activités qui vous procurent de la joie.

Passer du temps dans la nature : Passer du temps dans la nature peut être incroyablement réparateur, en vous aidant à déstresser et à vous reconnecter à vous-même. Allez vous promener dans le parc, jardinez ou asseyez-vous simplement dans votre jardin pour profiter de l'air frais.

Au-delà de la symphonie : la santé holistique

Une santé hormonale optimale ne se limite pas à l'exercice, à la nutrition, au sommeil et à la gestion du stress ; il s'agit d'adopter une approche holistique du bien-être. Il s'agit d'adopter une approche holistique du bien-être, c'est-à-dire d'aborder tous les aspects de votre vie, de votre santé physique à votre bien-être mental et émotionnel. Prenez en compte les domaines clés suivants :

Des bilans de santé réguliers : Prévoyez des examens réguliers avec votre médecin pour surveiller vos niveaux d'hormones et corriger tout déséquilibre potentiel. Une communication ouverte avec votre
Il est essentiel de consulter un professionnel de la santé pour gérer efficacement votre santé hormonale.

Suppléments et remèdes naturels : Si les changements de mode de vie sont à la base de la santé hormonale, certains suppléments et remèdes naturels sont également nécessaires.

Les compléments alimentaires et les remèdes naturels peuvent apporter un soutien supplémentaire. Consultez votre médecin pour savoir s'il existe des
des suppléments ou des remèdes naturels peuvent être appropriés à vos besoins individuels.

Le pouvoir de choisir

Rappelez-vous que vous avez le pouvoir de diriger votre propre symphonie hormonale. En faisant des choix conscients dans votre mode de vie, vous pouvez créer un équilibre harmonieux d'hormones qui alimente votre énergie, aiguise votre esprit, renforce votre corps et enrichit votre bien-être général. Adoptez le pouvoir des interventions sur le mode de vie et embarquez pour un voyage qui vous rendra plus sain, plus heureux et plus dynamique.

Nutrition pour l'équilibre hormonal Alimenter votre corps pour une santé optimale

Imaginez votre corps comme un orchestre bien réglé, chaque instrument jouant son rôle dans une symphonie de santé et de bien-être. Les hormones sont les chefs d'orchestre de cet orchestre, orchestrant la danse complexe des fonctions corporelles. Dans ce chapitre, nous explorerons le lien vital entre la nutrition et l'harmonie hormonale, en révélant comment les aliments que nous consommons peuvent avoir un impact profond sur la symphonie qui joue en nous.

Tout comme un musicien a besoin du bon carburant pour soutenir sa performance, notre corps a besoin des bons nutriments pour favoriser une production et un équilibre hormonaux optimaux. Les aliments que nous consommons sert de matière première à notre orchestre hormonal, influençant tout, des niveaux d'énergie et de l'humeur à la croissance musculaire et à la santé sexuelle.

Commençons par comprendre l'importance des **protéines maigres**, qui sont les éléments constitutifs du tissu musculaire et qui sont essentielles à la production de testostérone. La consommation de quantités adéquates de sources de protéines maigres, telles que le poisson, le poulet, la dinde, le bœuf maigre et les haricots, peut contribuer à optimiser les niveaux de testostérone et à favoriser la croissance musculaire. Considérez les protéines maigres comme le bois de l'instrument, qui constitue la base structurelle de l'orchestre de votre corps.

Ensuite, nous allons nous plonger dans le monde des **graisses saines**, essentielles à la synthèse des hormones et à la communication cellulaire. Ces graisses essentielles, que l'on trouve dans les avocats, les noix, les graines, l'huile d'olive et les poissons gras
comme le saumon, agissent comme les cordes de

l'instrument, reliant et harmonisant les différentes parties de l'orchestre. Les graisses saines jouent un rôle essentiel dans la régulation de la production d'hormones et le maintien d'un système endocrinien équilibré.

Les légumes riches en nutriments sont les vitamines et les minéraux qui agissent comme les notes de musique de notre symphonie hormonale.

Les légumes regorgent d'antioxydants, de vitamines et d'éléments nutritifs.

des minéraux qui favorisent la production d'hormones, protègent contre le stress oxydatif et préservent la santé en général. Pensez à

Les légumes sont la partition qui guide et oriente notre orchestre hormonal pour qu'il joue en harmonie.

Nous allons maintenant nous intéresser aux aliments qui peuvent perturber le système immunitaire.

l'équilibre de notre orchestre hormonal. **Les aliments transformés**, bourrés de graisses malsaines, de sucre et d'ingrédients artificiels, sont comme des notes dissonantes qui déséquilibrent la symphonie. Ces

peuvent entraîner une résistance à l'insuline, une inflammation et des déséquilibres hormonaux, créant ainsi un chaos au sein de l'orchestre.

Le sucre, cette sirène sucrée qui nous tente tous, peut faire des ravages dans notre symphonie hormonale. Une consommation excessive de sucre peut entraîner une résistance à l'insuline, une prise de poids et des déséquilibres hormonaux, notamment au niveau de la production de testostérone et de cortisol. Le sucre agit comme un amplificateur déformé, amplifiant les signaux négatifs et diminuant les signaux positifs.

Les graisses malsaines, telles que celles que l'on trouve dans les aliments frits, les snacks transformés et la margarine, peuvent perturber l'équilibre délicat de notre orchestre hormonal. Ces graisses peuvent entraîner

Les graisses malsaines sont à l'origine de l'inflammation, de la résistance à l'insuline et des déséquilibres hormonaux, créant ainsi une mélodie discordante dans notre corps. Les graisses malsaines sont des instruments cassés qui perturbent la symphonie et entravent la performance de l'orchestre.

Le maintien d'un équilibre hormonal sain nécessite une alimentation réfléchie et un effort conscient pour alimenter notre corps avec les bons nutriments. En privilégiant les protéines maigres, les graisses saines et les légumes riches en nutriments, nous pouvons fournir à notre corps les éléments constitutifs, les huiles essentielles et les partitions nécessaires au maintien d'une symphonie hormonale harmonieuse. D'autre part

En revanche, en réduisant au minimum les aliments transformés, le sucre et les graisses malsaines, nous nous assurons que notre orchestre reste dans le coup et donne le meilleur de lui-même.

Au-delà de l'essentiel : Une plongée plus profonde dans les stratégies nutritionnelles pour l'harmonie hormonale

Nous avons abordé les éléments fondamentaux de la nutrition pour l'équilibre hormonal. Nous allons maintenant nous pencher plus en détail sur les éléments spécifiques de l'équilibre hormonal.
des stratégies pour optimiser votre santé hormonale par le biais de choix alimentaires :

1. Priorité aux protéines :

Moment de la consommation de protéines : Répartir la consommation de protéines tout au long de la journée, en particulier pendant les repas, peut aider à stabiliser le taux de sucre dans le sang et à maintenir une production de testostérone constante. Considérez les protéines comme la baguette du chef d'orchestre, qui maintient le tempo et le rythme de l'orchestre.
Des sources de protéines de haute qualité : Choisissez des sources de protéines maigres comme le poisson, la volaille, le bœuf maigre ct les haricots. Elles fournissent des acides aminés essentiels à la production d'hormones et à la réparation des muscles, jouant le rôle de musiciens dans notre orchestre hormonal.

2. Adopter des graisses saines :

Acides gras oméga-3 : ces graisses essentielles, que l'on trouve dans les poissons gras comme le saumon, le maquereau et le thon, sont cruciales pour la régulation hormonale et la santé du cerveau. Les oméga-3 agissent comme les diapasons de l'orchestre, veillant à ce que les instruments soient en harmonie.

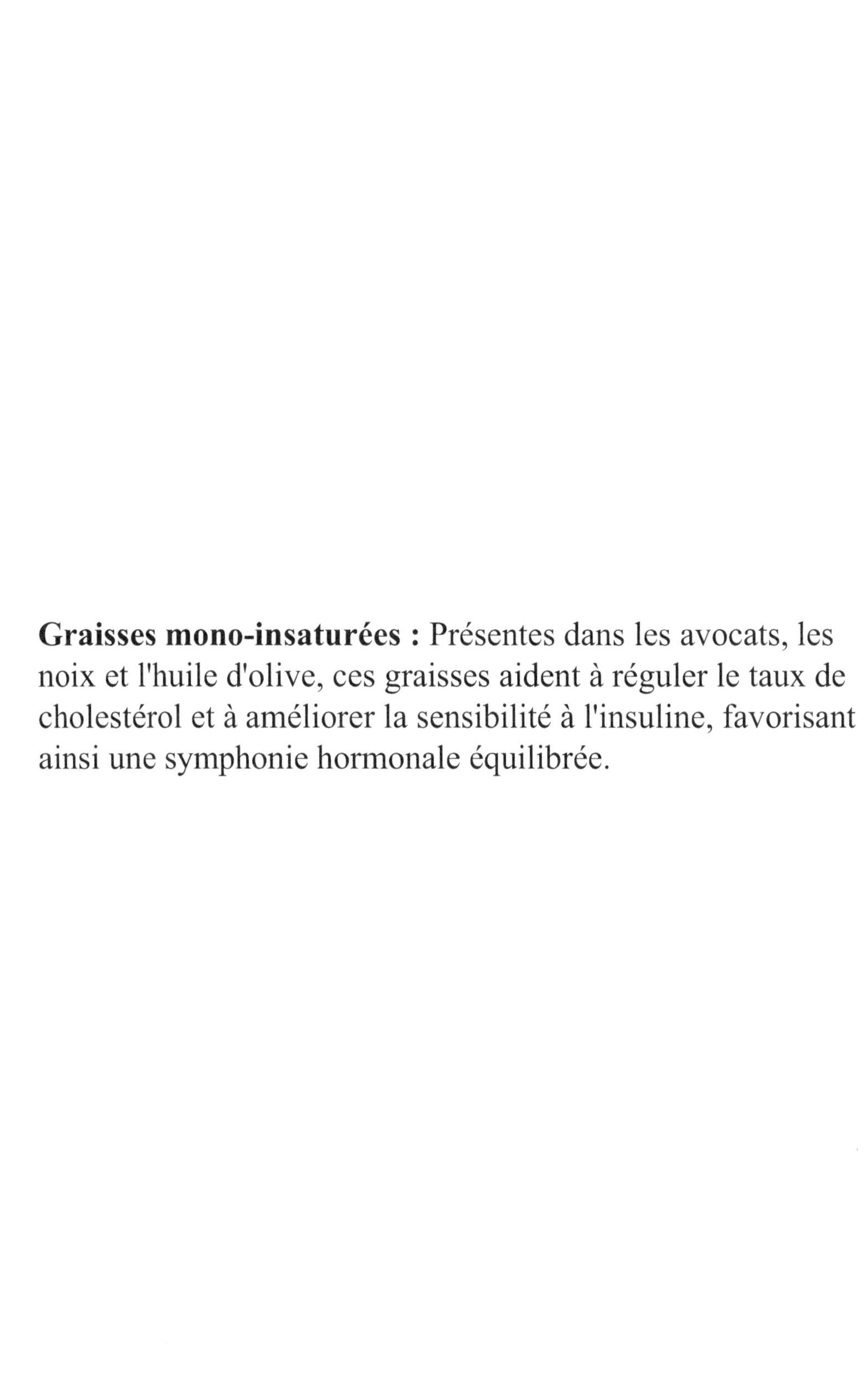

Graisses mono-insaturées : Présentes dans les avocats, les noix et l'huile d'olive, ces graisses aident à réguler le taux de cholestérol et à améliorer la sensibilité à l'insuline, favorisant ainsi une symphonie hormonale équilibrée.

3. Faites le plein de légumes :

Une variété colorée : Adoptez un large éventail de légumes, chacun offrant des nutriments et des antioxydants uniques. Plus il y a de couleurs dans votre assiette, plus les notes de musique de votre orchestre hormonal sont variées et vibrantes.

Légumes crucifères : Le brocoli, le chou-fleur, le chou frisé et les choux de Bruxelles contiennent des composés qui favorisent la désintoxication du foie et l'équilibre hormonal, agissant comme le son de l'eau.
dans l'orchestre, ce qui permet d'obtenir des sons clairs et nets.

4. Limiter les aliments transformés :

Lisez attentivement les étiquettes : Faites attention aux sucres ajoutés, aux graisses malsaines et aux ingrédients artificiels cachés dans les aliments transformés. Les aliments transformés agissent comme des instruments dissonants, perturbant l'harmonie de l'orchestre.

Privilégier les aliments complets : Privilégier les aliments entiers, non transformés
des aliments comme les fruits, les légumes, les viandes maigres et les céréales complètes. Ceux-ci agissent comme des instruments authentiques, jetant les bases d'une performance harmonieuse.

5. Gérer la consommation de sucre :

Réduire le sucre ajouté : Réduire au minimum la consommation de boissons sucrées, d'en-cas transformés et de desserts. Le sucre agit comme un amplificateur dissonant, empêchant l'orchestre de jouer en harmonie.

Choisissez des édulcorants naturels : Si vous avez envie de sucré, optez avec modération pour des édulcorants naturels comme le miel ou le sirop d'érable. Ils agissent comme des harmonies subtiles, ajoutant de la profondeur et de la complexité à la symphonie.

6. Éviter les mauvaises graisses :

Limitez les aliments frits : Les aliments frits contribuent à l'inflammation et aux déséquilibres hormonaux. Les aliments frits sont des instruments qui grincent et qui perturbent le bon fonctionnement de l'organisme.
de l'orchestre.

Choisissez des méthodes de cuisson saines : Préférez la cuisson au four, le rôtissage, le gril ou la cuisson à la vapeur pour préparer vos aliments. Ces méthodes préservent les nutriments et minimisent l'utilisation de graisses nocives pour la santé, garantissant ainsi une mélodie harmonieuse.

Le pouvoir de l'alimentation pour l'harmonie hormonale

Tout comme un musicien doit s'entraîner régulièrement pour perfectionner ses compétences, le maintien d'un équilibre hormonal sain exige des efforts constants. En comprenant l'impact de l'alimentation sur nos hormones, nous pouvons nous donner les moyens de faire des choix qui nourrissent notre corps et favorisent notre bien-être général. Rappelez-vous qu'un corps bien nourri est un corps qui s'épanouit, un corps qui joue son rôle dans la symphonie de la vie avec vitalité et grâce.

L'exercice pour l'optimisation hormonale
Booster votre corps et votre esprit

L'exercice ne sert pas seulement à sculpter votre physique ;
c'est un outil puissant pour optimiser votre paysage
hormonal. Considérez votre corps comme un orchestre
complexe, et l'exercice est le chef d'orchestre qui dirige la
symphonie d'hormones pour qu'elle joue en parfaite
harmonie. Lorsque vous pratiquez une activité physique
régulière, vous déclenchez une cascade d'effets hormonaux
bénéfiques.
des changements qui se répercutent sur l'ensemble de votre
système.

Explorons la magie de l'exercice, en particulier son impact
sur la testostérone et l'hormone de croissance, les deux
acteurs clés de votre orchestre hormonal.

Le coup de pouce à la testostérone :

La testostérone est souvent appelée "hormone mâle", et à
juste titre. C'est une force puissante qui alimente votre
énergie,
la croissance musculaire et même la libido. Avec l'âge,
les niveaux de testostérone diminuent naturellement,
entraînant une série de changements physiques et
émotionnels. C'est là que l'exercice
est votre allié.

Imaginez la situation suivante : vous allez à la salle de sport,
vous soulevez des poids ou vous vous entraînez à la
résistance. Vos muscles subissent des déchirures
microscopiques, signalant un appel à la réparation et à la
croissance. En réponse, votre corps libère de la testostérone,
le maître bâtisseur, pour reconstruire ces fibres musculaires
et les rendre plus fortes qu'auparavant.

Les avantages de la testostérone ne s'arrêtent pas là. Un niveau sain de testostérone peut stimuler votre énergie et votre concentration, et même améliorer votre humeur. Considérez-le comme une boisson énergétique naturelle, qui alimente votre dynamisme et votre motivation.

La poussée de l'hormone de croissance :

L'hormone de croissance, comme son nom l'indique, est un puissant catalyseur de croissance et de régénération. Il ne s'agit pas seulement de développer les muscles ; elle aide à réparer les tissus, à renforcer les os et même à améliorer la qualité de vie.
favorise une fonction cognitive saine.

Le secret de la libération de l'hormone de croissance réside dans l'exercice physique, en particulier dans les périodes d'activité intense. Lorsque vous repoussez vos limites, votre corps réagit en libérant de l'hormone de croissance, ce qui déclenche une réaction en chaîne de réparation et de renouvellement cellulaire.
C'est là que l'entraînement par intervalles de haute intensité (HIIT) devient une arme puissante dans votre arsenal hormonal.

Le pouvoir de l'entraînement en résistance :

L'entraînement en résistance est votre arme secrète pour stimuler la testostérone et la construction musculaire. Il s'agit d'engager les muscles contre une résistance externe, telle que des poids,
des bandes de résistance ou même le poids de votre propre corps. Pensez aux squats, au développé-couché, aux tractions et à d'autres exercices qui font travailler vos muscles.

La magie de l'entraînement en résistance réside dans la façon dont il déclenche la synthèse des protéines musculaires, le processus qui construit et répare le tissu musculaire. Ce processus est alimenté par la testostérone,
contribue à l'augmentation de la masse musculaire, de la

force et de la masse corporelle maigre.

L'avantage cardio :

L'exercice cardiovasculaire, tel que la course à pied, la natation, le vélo ou la marche rapide, est un autre ingrédient essentiel de votre programme de santé publique.

un cocktail hormonal. S'il n'a pas le même pouvoir de stimulation de la testostérone que l'entraînement en résistance, il excelle dans l'amélioration de la santé cardiovasculaire, l'augmentation de l'endurance et la promotion du bien-être général.

L'exercice cardiovasculaire peut également contribuer à la libération de l'hormone de croissance, en particulier lorsqu'il est pratiqué à haute intensité. Ne négligez donc pas la composante cardio de votre programme d'entraînement. régime de remise en forme.

Un acte d'équilibre :

Trouver le bon équilibre entre l'entraînement en résistance et le cardio est essentiel pour optimiser votre profil hormonal. Idéalement, vous devriez intégrer les deux types d'exercices dans votre routine, en veillant à solliciter à la fois votre système de renforcement musculaire et votre système cardiovasculaire.

L'importance de la cohérence :

N'oubliez pas que l'exercice n'est pas une solution ponctuelle ; c'est un choix de vie. La clé pour bénéficier des avantages hormonaux de l'exercice réside dans la régularité. Essayez d'adopter une routine d'exercice régulière, en visant au moins 30 minutes d'activité d'intensité modérée la plupart des jours de la semaine.

Au-delà du physique :

L'impact positif de l'exercice physique s'étend au-delà de la santé physique et influe également sur le bien-être mental. L'exercice agit comme un antidépresseur naturel, réduisant le stress, l'anxiété et la dépression. Il favorise également un meilleur sommeil, ce qui est crucial pour la régulation hormonale et la santé en général.

Considérez l'exercice comme un cadeau que vous vous faites à vous-même, une approche holistique pour optimiser votre équilibre hormonal, stimuler la croissance et la vitalité de votre corps.

L'exercice physique est un moyen d'accroître votre énergie, de développer vos muscles et d'améliorer votre bien-être mental. Alors, lacez vos baskets, entrez dans la salle de sport ou partez sur les sentiers et libérez le pouvoir de l'exercice pour une vie vibrante et épanouie.

Le sommeil pour la régénération hormonale Donner la priorité au repos pour un fonctionnement optimal

Le sommeil n'est pas seulement une période de repos ; c'est un moment vital où votre corps se répare, se régénère et équilibre ses hormones. Pendant le sommeil profond, l'organisme libère des hormones essentielles comme l'hormone de croissance, qui contribue à la réparation et à la construction des muscles, et la testostérone, l'hormone clé de la vitalité masculine.

Imaginez votre corps comme un orchestre bien réglé, dont le sommeil serait le chef d'orchestre. Lorsque vous dormez suffisamment, la symphonie interne de votre corps joue en harmonie, ce qui permet à votre corps de s'épanouir. pour que les hormones fonctionnent de manière optimale. Mais lorsque le sommeil est perturbé, l'harmonie est rompue, ce qui entraîne une cascade de déséquilibres.

Pensez à la dernière fois que vous vous êtes senti fatigué et léthargique après une nuit de mauvais sommeil. C'est parce que la symphonie hormonale de votre corps est déréglée. Le manque de sommeil envoie des signaux à votre cerveau pour qu'il libère davantage de cortisol, l'hormone du stress. Cela peut entraîner une réaction en chaîne, affectant votre niveau d'énergie, votre humeur et même votre capacité à penser clairement.

Imaginez maintenant une nuit de sommeil profond et réparateur. Votre corps travaille sans relâche en coulisse, reconstituant vos réserves d'énergie, reconstruisant vos tissus musculaires et équilibrant vos hormones. Lorsque vous vous réveillez en pleine forme, ce n'est pas seulement une sensation, c'est le signe que votre orchestre hormonal joue en parfaite harmonie.

Voici quelques stratégies pour garantir à votre corps le repos dont il a besoin :

Créez un horaire de sommeil cohérent : Essayez de vous coucher et de vous réveiller à peu près à la même heure tous les jours, même le week-end. Cela permet de réguler le cycle naturel de sommeil et d'éveil de votre corps, connu sous le nom de rythme circadien. C'est un peu comme si vous vous fixiez un

pour que votre orchestre hormonal puisse s'exercer et fonctionner au mieux de ses capacités.

Optimisez votre environnement de sommeil : Faites de votre chambre à coucher un sanctuaire pour le sommeil. Gardez-la fraîche, sombre et silencieuse. Pensez à utiliser des rideaux occultants, des bouchons d'oreille ou une machine à bruit blanc pour créer un environnement paisible et reposant.

Limitez le temps d'écran avant le coucher : La lumière bleue émise par les appareils électroniques peut interférer avec la production de mélatonine, une hormone qui aide à réguler le cycle veille-sommeil. Essayez d'éviter les écrans au moins une heure avant de vous coucher.

Évitez la caféine et l'alcool avant de vous coucher : La caféine et l'alcool peuvent perturber vos habitudes de sommeil et avoir un impact négatif sur votre équilibre hormonal.

Se détendre grâce à des activités relaxantes : Créez un environnement

Au moment de se coucher, il faut adopter une routine qui indique à l'organisme qu'il est temps de se calmer. Il peut s'agir de prendre un bain chaud, de lire un livre ou d'écouter de la musique apaisante.

Considérez ces stratégies comme des instruments d'accordage dans votre orchestre hormonal. En créant un environnement propice au sommeil et en respectant un horaire de sommeil régulier, vous pouvez

permettent à votre corps de se restaurer, favorisant un équilibre hormonal sain et conduisant à une vie plus vibrante et énergique.

Prendre sa santé en main Adopter un état d'esprit de santé hormonale

Prendre en charge sa santé hormonale, ce n'est pas seulement comprendre le fonctionnement complexe des messagers chimiques de son corps, c'est aussi s'engager activement dans son bien-être. Il s'agit d'adopter un état d'esprit qui donne la priorité à l'harmonie hormonale et qui vous permet de prendre des décisions éclairées en matière de santé. des choix qui favorisent une santé optimale.

Ce parcours commence par un engagement à effectuer des contrôles réguliers. Tout comme vous le feriez pour une visite annuelle chez votre dentiste ou votre ophtalmologiste, il est essentiel de consulter votre médecin de premier recours ou un spécialiste comme un endocrinologue pour des évaluations hormonales régulières. Ces examens sont inestimables pour détecter rapidement tout déséquilibre potentiel, ce qui permet de prendre des mesures en temps opportun. des interventions et des mesures préventives.

Au-delà de ces contrôles réguliers, prendre en charge sa santé hormonale implique de faire des choix éclairés sur son mode de vie. Celui-ci englobe de nombreux aspects, chacun jouant un rôle essentiel dans le maintien d'un bon équilibre hormonal.

Le pouvoir de la nutrition :

Vos choix alimentaires ont une influence déterminante sur votre santé hormonale. En consommant une alimentation équilibrée, riche en aliments entiers et non transformés, vous fournissez à votre organisme les nutriments nécessaires pour favoriser une production et une régulation hormonales optimales.

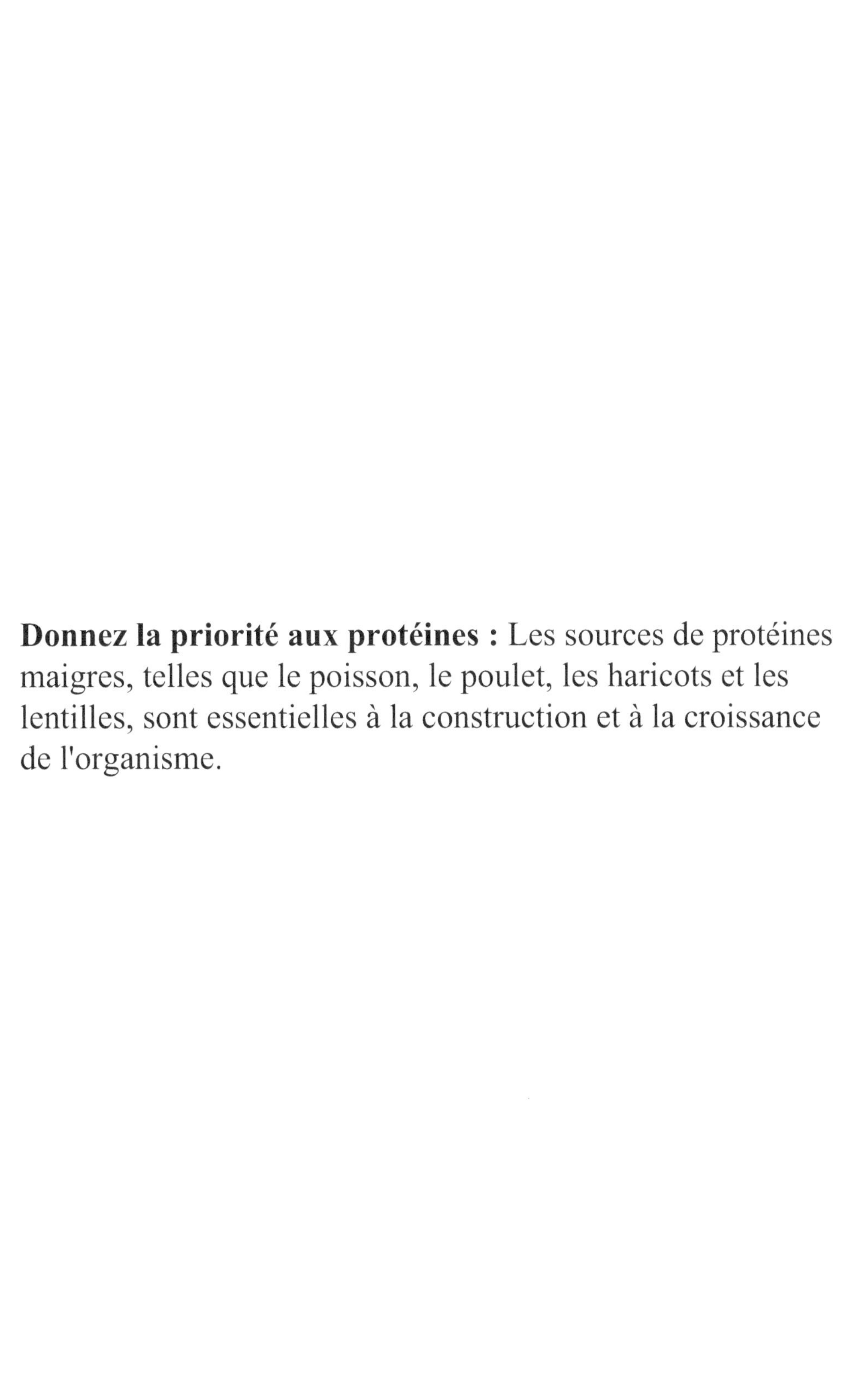

Donnez la priorité aux protéines : Les sources de protéines maigres, telles que le poisson, le poulet, les haricots et les lentilles, sont essentielles à la construction et à la croissance de l'organisme.

Ils contribuent à la réparation des tissus et à la production d'hormones telles que la testostérone.

Adopter des graisses saines : les graisses saines, que l'on trouve dans les avocats, l'huile d'olive, les noix et les graines, sont essentielles à la production d'hormones, au fonctionnement des cellules et au bien-être général. Elles contribuent à l'équilibre des taux d'hormones et favorisent la santé en général.

Alimentez votre corps en fibres : Les fibres alimentaires, que l'on trouve dans les fruits, les légumes et les céréales complètes, aident à réguler le taux de sucre dans le sang, ce qui a un impact direct sur la production d'hormones.

Minimisez les aliments transformés : Les aliments transformés sont souvent chargés de sucre, de graisses malsaines et d'ingrédients artificiels qui peuvent perturber l'équilibre hormonal naturel de votre corps.

Limiter la consommation de sucre : Une consommation excessive de sucre peut entraîner une résistance à l'insuline, ce qui peut avoir un impact négatif sur la santé. la production de testostérone et d'autres fonctions hormonales.

L'importance de l'exercice :

L'activité physique régulière est un outil puissant pour promouvoir la santé hormonale.

Entraînement musculaire : L'entraînement à la résistance, tel que le soulèvement de L'utilisation de poids et haltères ou de bandes de résistance stimule la production de testostérone, développe la masse musculaire et améliore la force et la vitalité générales.

Exercice cardiovasculaire : Les exercices cardiovasculaires tels que la course à pied, la natation ou le cyclisme contribuent à améliorer la santé cardiovasculaire, à gérer le stress et à promouvoir le bien-être général.

Les avantages d'un sommeil de qualité :

Le sommeil n'est pas seulement un temps de repos, c'est une

période critique pour la régulation et la restauration des hormones.

Donner la priorité à la durée du sommeil : Visez 7 à 8 heures de sommeil de qualité chaque nuit.

Créez un environnement de sommeil relaxant : Une chambre sombre, calme et fraîche peut favoriser un sommeil de meilleure qualité.

Établissez un horaire de sommeil cohérent : Se coucher et se réveiller à peu près à la même heure chaque jour permet de réguler le cycle naturel de sommeil et d'éveil de votre corps.

Le pouvoir de la gestion du stress :

Le stress chronique peut faire des ravages sur votre équilibre hormonal et avoir un impact sur votre humeur, votre niveau d'énergie et votre bien-être général.

Identifier les facteurs de stress : Reconnaissez les sources de stress dans votre vie.

Développez des mécanismes d'adaptation sains : Explorez diverses techniques de gestion du stress telles que la méditation, le yoga, les exercices de respiration profonde, le temps passé dans la nature ou les passe-temps qui vous procurent de la joie.

Une communication ouverte avec votre prestataire de soins de santé :

Engager une communication ouverte et honnête avec votre Il est essentiel de consulter un professionnel de la santé pour optimiser votre santé hormonale.

Exprimez vos préoccupations : N'hésitez pas à discuter de toute les symptômes ou les inquiétudes que vous pouvez avoir, aussi minimes soient-ils.

Posez des questions : Demandez des éclaircissements sur tout ce que vous ne comprenez pas au sujet de vos hormones, des options de traitement ou de l'utilisation de l'insuline.
les changements de mode de vie.

Défendez votre santé : Participez activement aux décisions concernant vos soins de santé.

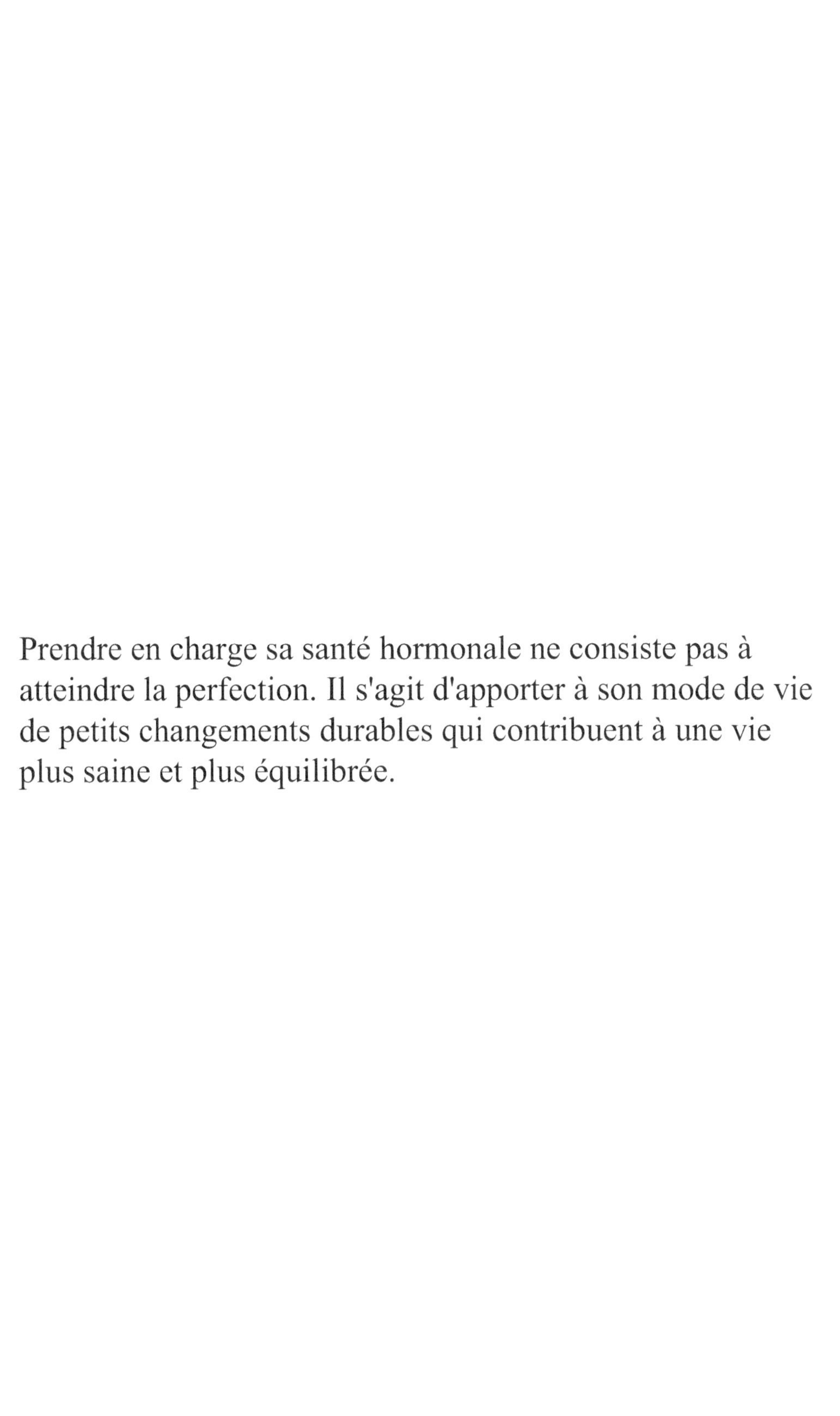

Prendre en charge sa santé hormonale ne consiste pas à atteindre la perfection. Il s'agit d'apporter à son mode de vie de petits changements durables qui contribuent à une vie plus saine et plus équilibrée.

système hormonal équilibré. En adoptant cet état d'esprit, vous vous donnez les moyens de vivre une vie dynamique et épanouissante avec un bien-être hormonal optimal.

Remerciements

L'écriture d'un livre est un effort de collaboration et je suis profondément reconnaissant aux nombreuses personnes qui ont contribué à ce projet d'innombrables façons.

Avant toute chose, je tiens à exprimer ma sincère gratitude à [Insérer les noms des personnes qui m'ont apporté un soutien ou des conseils importants] pour leur soutien et leurs conseils indéfectibles tout au long du processus de rédaction. Leur expertise, leurs idées et leurs encouragements ont été d'une valeur inestimable.

Je tiens également à remercier [Insérer les noms des personnes qui ont apporté un contenu ou des ressources spécifiques] pour leurs précieuses contributions, qui ont enrichi le contenu et amélioré la qualité de l'ouvrage.

Je remercie sincèrement [insérer les noms des collègues ou des collaborateurs] pour leurs commentaires perspicaces et leur soutien.
des critiques constructives, qui ont contribué à donner à ce livre sa forme définitive.

Enfin, je tiens à remercier ma famille et mes amis pour leur patience, leur compréhension et leur amour au cours de cette aventure difficile mais gratifiante. Leur soutien indéfectible a été une source constante de motivation et d'inspiration.

Annexe

Glossaire

Cette annexe fournit des ressources et des informations supplémentaires pour compléter le contenu présenté dans le livre.

Androgène : hormone sexuelle masculine, principalement la testostérone, responsable du développement et du maintien des caractéristiques sexuelles masculines.

Cortisol : hormone de stress produite par les glandes surrénales, jouant un rôle dans la régulation de la glycémie, de la tension artérielle et de la fonction immunitaire.

Œstrogène : hormone sexuelle féminine, également présente chez l'homme, influençant la densité osseuse, la santé cardiovasculaire et le système nerveux central.
la fonction cognitive.

Hormone de croissance : hormone produite par l'hypophyse, qui favorise la croissance musculaire, la réparation des tissus et la croissance et le développement en général.

Axe hormonal : Réseau complexe de communication entre le cerveau, l'hypophyse et d'autres glandes endocrines qui régulent la production et la libération d'hormones.

Hormone : messager chimique produit par l'organisme qui régule divers processus physiologiques, notamment la croissance, le métabolisme et la reproduction.

Insuline : hormone produite par le pancréas qui aide à réguler le taux de sucre dans le sang.

Testostérone : La principale hormone sexuelle masculine, responsable du développement et du maintien des caractéristiques sexuelles masculines, de la masse musculaire, de la densité osseuse et des niveaux d'énergie.

Hormones thyroïdiennes : Hormones produites par la glande thyroïde qui régulent le métabolisme, les niveaux d'énergie, l'humeur et le bien-être général.

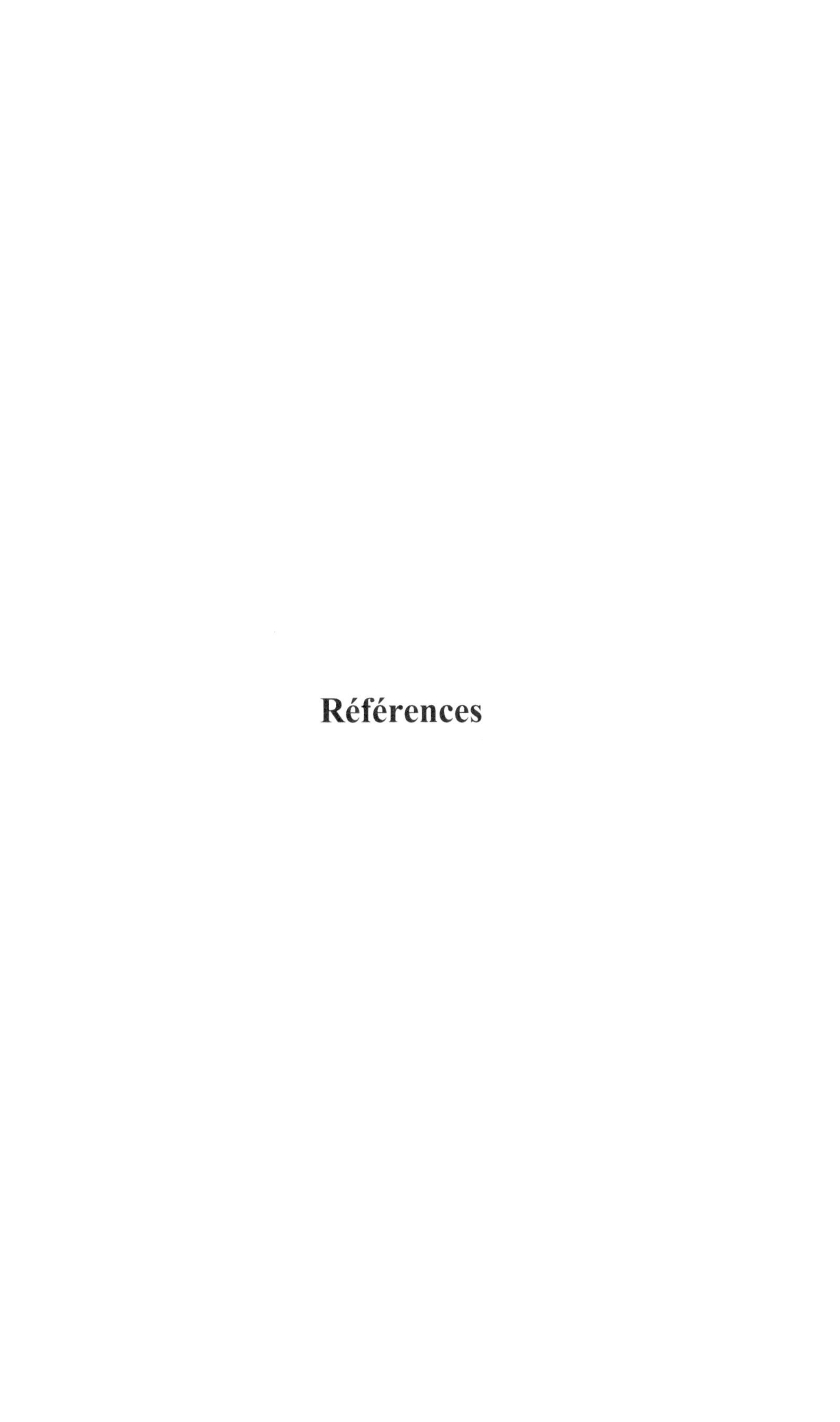

Références

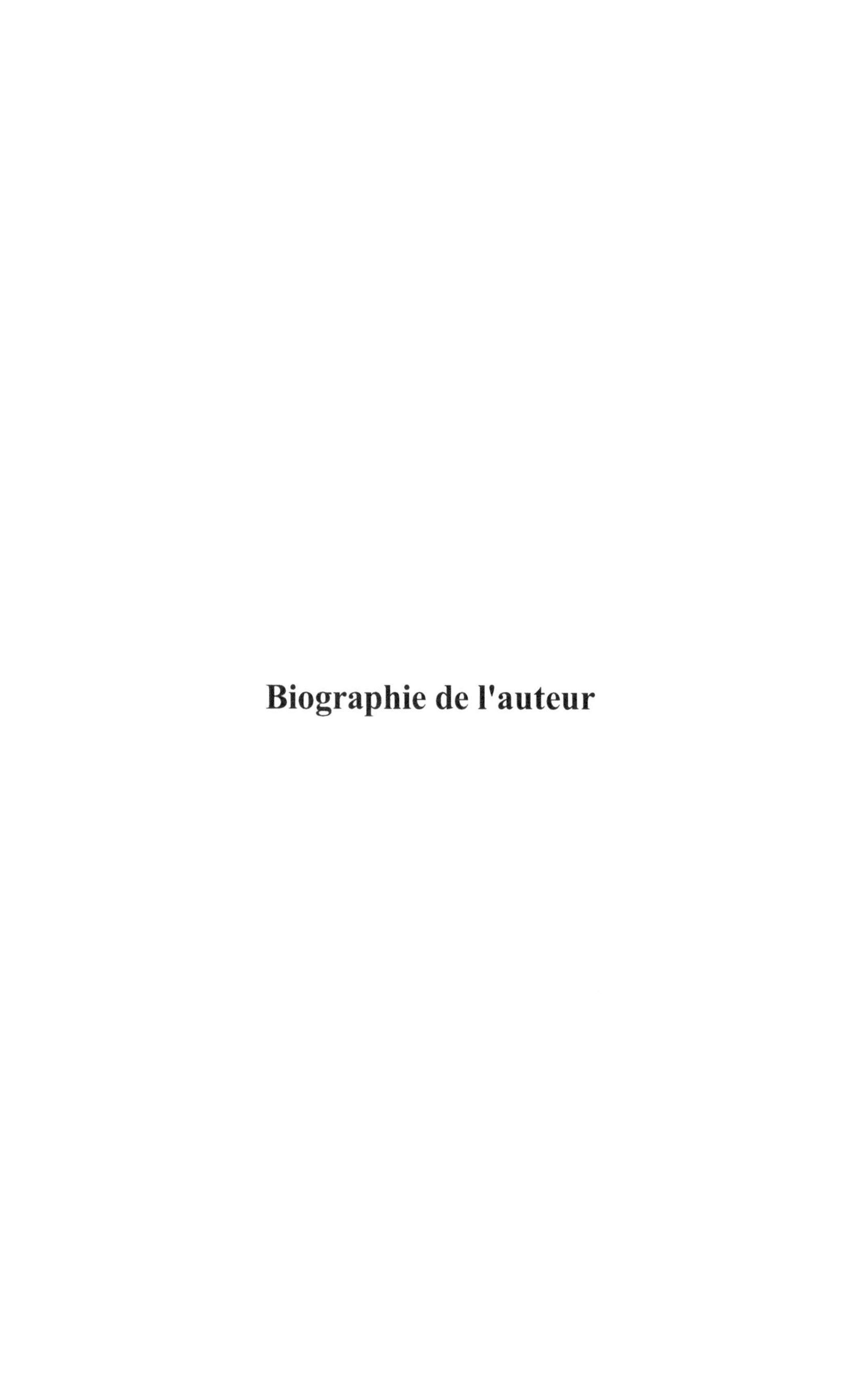

Biographie de l'auteur